药征
药征续编

著者——

东洞吉益
村井杶

U0127624

皇汉医学系列丛书

主编 刘星

山西出版传媒集团
山西科学技术出版社

总　序

中医学历史悠久，源远流长，影响深远，最有代表性的是对日本的影响。

日本把中医叫作汉医，日本研究中国医学的学者，更是称中医学为皇汉医学。

日本自隋唐与中国相通以来，所习之医皆神农以来之学说。因《内经》《难经》之书名，始见于《汉书·艺文志》，而张仲景又为汉代人，中医界十分重视《伤寒论》一书，所以称中医为汉医。千百年来，日本汉医名家林立，著作之可传者指不胜屈，而所藏中国医书之佚本、绝本尤多（萧龙友语）。

20世纪初，西医东渐，对中医的发展造成一定的威胁。在日本，汉医同样受到了冷落。但是，日本学者很快就发现，西医之治疗有时收效尚不如汉医之捷而灵、稳而当。于是，倡导皇汉医学者遵承丹波元坚等名家所辑之书、所习之学，立社演讲，从而光大之，而这些著作也随即风行一时。世界书局根据这一情况，邀请陈存仁先生编辑《皇汉医学丛书》。陈存仁先生经过数年努力，从在日本搜集到的数百种中医著作中，选择最有价值的书籍，编辑为《皇汉医学丛书》。其中包括总类 8 种，有《内经》《难经》等医经注释及考证、传略、目录等著作；内科学 19 种，主要为《伤寒论》《金匮要略》《温病条辨》等典籍文献的研究、注解；外科学 1 种；女科学 3 种；儿科学 3 种；眼科学 1 种；花柳科学（性传播疾病）1 种；针灸学 4 种；治疗学 1 种；诊断学 1 种；方剂学 10 种，含名方、验方、家藏方、方剂词典、古方分量考等内容；医案医话类 11 种；药物学 8 种；论文集 1 种，汇集了 20 世纪初日本汉医研究的精华。有些文献内容在国内已经失传，日本反而保存无恙，如接骨学，国内医籍仅见于《证治准绳》《医宗金鉴》中，日本却有其专辑，并附有图谱，手术姿势无不详备，接骨的方药也为不经见之家传方剂。又如，腹诊之术，国内已完全失传，而日本汉医书籍中有之；生产、手术、探宫、通溺，日本也能祖述中医之方法；眼科则打破五轮八廓之妄，针灸科则改定经穴取七十穴而活用之（陈存仁语）。编辑这套丛书的目的，"其意不独欲介绍日本之新旧学说，且将使读者对比互勘，于医学有深切认识与辨别"（徐相任语）。陈存仁先生认为，这些图书中"日本多记氏谨严之逻辑，丹波氏诠释，东洞氏自立一派，汤本氏独抒卓见，宫献氏研究精密，冈西氏征引博洽，以及久保氏之科学见地，岩崎氏之治学功夫，并足称述，可为则例。其所撰著，必有足以启导吾人研究之方法与趣味者"。

汉医与中医一脉相承，在我们继承和发掘中医前辈们的学术经验时，日本的前贤同样是我们应该认真学习的榜样。他们确实在中医学术上有着踏踏实实的学问，他们的很多著作至今仍然对中医的发展产生着积极影响，具有极高的参考价值。这些著作的作者在国内的知名度相当高，可以说是家喻户晓，比如丹波元简、丹波元坚、丹波元胤、山田宗俊、吉益为则、长尾藻城等。

《皇汉医学丛书》不仅给我们提供一条了解日本汉医学的途径，也为我们学好中医、运用好中医理法方药提供了一批重要的海外中医参考文献。

本套丛书于 1936 年至 1937 年陆续刊行后，人民卫生出版社曾于 20 世纪 50 年代出版过单行本。此后直至 1993 年才再经上海中医学院（现名上海中医药大学）出版社重刊。目前，全套丛书市面上已经找不到，读者要一睹丛书全貌极为艰难。为了满足广大读者的需要，为了适应现代人读书的习惯，我们组织中国中医科学院、广西中医药大学、山西中医药大学等单位众多专家和研究人员，用了 6 年多的时间，对原丛书进行了全面点校，将原来繁体字、异体字的竖排本改为规范的简化字横排本予以出版，并对疑难字词添加了注释，希望能得到广大读者的喜爱。

最后，希望本书的出版对于中医的发展能有所启迪，并希望有识之士对书中不妥之处提出宝贵的意见，以使本书更加完善。

凡　例

一、《皇汉医学丛书》自 1936 年上海世界书局出版以来，深受读者喜爱，其中的许多著作已经成为中医界重要的参考书或工具书。

二、原版《皇汉医学丛书》由于文字为繁体及异体字、竖排，无现代标点，给现代人阅读带来了很多困难。简体点校版为规范简体、横排、加现代标点，所以读者阅读起来会轻松很多。

三、丛书中引用的前人作品名称及前人名称，没有统一的说法，如《灵枢·小针解》《灵·小针解》《小针解》及《阴阳应象大论》《阴阳应象》等，为了尽量保持丛书原貌，新版丛书没有进行统一。

四、原丛书中"左""右"二字，改为横排后，根据语义改为"上""下"等。

五、原丛书中"按语""案语"混用，现统一使用"按语"，如坚按、简按。

六、原丛书中的缺字用"□"表示，如果通过查阅资料，已补入缺字，则将"□"去掉。

七、对于原丛书中不符合现代人阅读习惯的词语，尽量改为符合现代人阅读习惯的词语。如丸药的"丸"，原丛书中经常写作"圆"。在不影响原书语意的情况下，丛书统一改为"丸"。如，将"补中益气圆"改为"补中益气丸"，将"乌梅圆"改为"乌梅丸"等。

八、穴位名称统一改为国内使用的名称。如，大渊，改为太渊；大溪，改为太溪；太钟，改为大钟等。

九、原丛书在引用他书内容时，可能出现与所引用的著作文字有出入的情况，简体点校版经核对后会改正，有些通过注释的方式加以说明。

目 录

药 征

药征续编

药证

东洞吉益

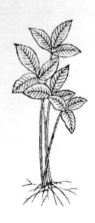

提　要

　　本书为日本汉医学家东洞吉益所著，是东洞吉益毕生研究《伤寒论》用药规律的成果总结。

　　本书收载药物53种，每味药物分考征、互考、辨误、品考四项进行介绍，即首先介绍每味药物的主治、功效，接着选取《伤寒论》汤证作为药物主治、功效的证明，并辨别方证伪误，表达个人观点及实践经验，最后介绍本味药的产地和品质优劣。

　　本书实为学习《伤寒论》药物运用的最佳图书。

自　序

　　书曰："若药弗瞑眩，厥疾弗瘳。"《周官》曰："医师掌医之政令，聚毒药以共医事。"由是观之，药毒也而病毒也。药毒而攻病毒，所以瞑眩者也。而考本草，有毒者有焉，无毒者有焉；为养者有之，不养者有之，于是人大惑焉！世远人泯经毁，虽欲正之，未由也已。今之所赖也，天、地、人耳。夫有天地则有万物焉，有万物则有毒之能也，有人则病与不而有焉，是古今之所同也。从其所同而正其所异也，孰乎不可正哉？扁鹊之法，以试其方也。药之瞑眩，厥疾乃瘳。若其养与不养邪，本草之云，终无其验焉。故从事于扁鹊之法，以试其方，四十年于兹。以量之多少，知其所主治也；视病所在，知其所旁治也；参互而考之，以知其征。于是始之所惑也，粲然明矣。凡攻疾之具，则药皆毒，而疾医之司也，养精之备。则辨有毒、无毒，而食医之职也。食者常也，疾者变也。吾党之小子，常之与变，不可混而为一矣。而本草也混而一之，乃所以不可取也。不可取乎，则其方也规矩准绳。是故扁鹊之法，以试其方之功，而审其药之所主治也；次举其考之征以实其所主治也；次之以方之无征者，参互而考次之；以古今误其药功者，引古训而辨之；次举其品物以辨真伪，名曰"药征"也。犹之一物也，异其用则异其功。是以养其生者随其所好恶，攻其疾者不避其所好恶。故食医之道，主养其精也，故撰有毒无毒，而随其所好恶也；疾医之道，主攻其疾也，故药皆毒，而不避其所好恶也。而为医者不辨之，混而为一，疾医之道所以绝也。夫古今不异者，天、地、人也；古今异者，论之说也。以其不异以正其异，不异则不异，异则异也。譬如人君用之，率材则功，违材则无功矣。一物无异功，用异则功异。用养生乎，用攻疾乎，养生随其所好恶，攻疾不避其所好恶。不知其法，焉得其正？其法既已建，而后以其不异以正其异，不异则不异，异则异。《诗》曰"伐柯伐柯，其则不远"，是之谓也。盖今之为医之论药也，以阴阳五行；疾医之论药也，唯在其功耳。故不异则不异，异则异。然则治疾如之何，匪攻不克；养生如之何，匪性不得。吾党之小子，勿眩于论之说，以失其功实云尔。

明和八年中秋之月

日本艺阳吉益为则题

石　膏

主治烦渴也。旁治谵语、烦躁、身热。

考　征

白虎汤证曰：谵语，遗尿。

白虎加人参汤证曰：大烦渴。

白虎加桂枝汤证曰：身无寒，但热。

上三方，石膏皆一斤。

越婢汤证曰：不渴，续自汗出，无大热。（不渴，非全不渴之谓。无大热，非全无大热之谓也。说在《外传》中）

麻黄杏仁甘草石膏汤证，不具也。（说在《类聚方》）

上二方，石膏皆半斤。

大青龙汤证曰：烦躁。

木防己汤证，不具也。（说在《类聚方》）

上二方，石膏皆鸡子大也。

为则按：鸡子大，即半斤也。木防己汤，石膏或为三枚，或为十二枚，其分量难得而知焉，今从旁例，以为鸡子大也。

上历观此诸方，石膏主治烦渴也，明矣。凡病烦躁者、身热者、谵语者及发狂者、齿痛者、头痛者、咽痛者，其有烦渴之证也，得石膏而其效核焉。

互 考

《伤寒论》曰："伤寒脉浮，发热无汗，其表不解者，不可与白虎汤。渴欲饮水，无表证者，白虎加人参汤主之。"

为则按：上云"不可与白虎汤"，下云"白虎汤加人参汤主之"，上下恐有错误也。于是考诸《千金方》，揭《伤寒论》之全文，而"白虎汤加人参汤"作"白虎汤"是也。今从之。

《伤寒论》中，白虎汤之证不具也，《千金方》举其证也备矣，今从之。

辨 误

《名医别录》言石膏"性大寒"，自后医者怖之，遂至于置而不用焉。仲景氏举白虎汤之证曰"无大热"，越婢汤之证亦云，而二方主用石膏，然则仲景氏之用药，不以其性之寒热也，可以见已。余也笃信而好古，于是乎为渴家而无热者投以石膏之剂，病已而未见其害也。方炎暑之时，有患大渴引饮而渴不止者，则使其服石膏末，烦渴顿止，而不复见其害也。石膏之治渴而不足怖也，斯可以知已。

陶弘景曰"石膏发汗"，是不稽之说，而不可以为公论。仲景氏无斯言，意者陶氏用石膏而汗出即愈。夫毒药中病，则必瞑眩也。瞑眩也，则其病从而除。

其毒在表则汗，在上则吐，在下则下，于是乎有非吐剂而吐，非下剂而下，非汗剂而汗者，是变而非常也。何法之为？譬有盗于梁上，室人交索之。出于右则顺而难逃，逾于左则逆而易逃。然则虽逆乎，从其易也，毒亦然。仲景曰："与柴胡汤必蒸蒸而振，却发热汗出而解。"陶氏所谓"石膏发汗"，盖亦此类也已。陶氏不知，而以为发汗之剂，不亦过乎？

后世以石膏为峻药，而怖之太甚，是不学之过也。仲景氏之用石膏，其量每多于他药，半斤至一斤，此盖以其气味之薄故也。余尝治青山侯臣蜂大夫之病，其证平素毒着脊上七椎至十一椎，痛不可忍，发则胸膈烦闷而渴，甚则冒而不省人事，有数年矣。一日大发，众医以为大虚，为作独参汤，帖二钱，日三服。六日未知也，医皆以为必死。于是，家人召余诊之，脉绝如死状。但诊其胸，微觉有烦闷状，乃作石膏黄连甘草汤与之，一剂之重三十五钱，以水一盏六分煮取六分，顿服。自昏至晓，令三剂尽，通计一百有五钱。及晓，其证犹梦而顿觉。次日，余辞而归京师。病客曰："一旦诀别，吾则不堪，请与君行。"朝夕于左右，遂俱归京师。为用石膏如故，居七八十许日而告瘳。石膏之非峻药而不可怖也，可以见焉尔。

品　考

石膏，本邦处处出焉，加州、奥州最多，而有硬、软二种。软者上品也。《别录》曰:"细理白泽者良。"雷敩曰:"其色莹净如水精。"李时珍曰:"白者洁净细纹,短密如束针。"为则曰:采石药之道,下底为佳,以其久而能化也。采石膏,于其上头者,状如米糕;于其下底者,莹净如水精,此其上品也。用之之法,唯打碎之已。近世火煅用之,此以其性为寒故也。臆测之为也,余则不取焉。大凡制药之法,制而倍毒则制之,祛毒则不,是毒外无能也。诸药之下,其当制者,详其制也;不制者不,下皆效之。

滑　石

主治小便不利也,旁治渴也。

考　征

猪苓汤证曰:渴欲饮水,小便不利。

上一方,滑石一两。

上此一方,斯可见滑石所主治也。

滑石白鱼散证曰:小便不利。蒲灰散证曰:小便不利。余未试二方,是以不取征焉。

互　考

余尝治淋家,痛不可忍而渴者,用滑石矾甘散,其痛立息。屡试屡效,不可不知也。

品　考

滑石，和、汉共有焉，处处山谷多出之也。软滑而白者，入药有效。宗奭曰："滑石，今之画石，因其软滑可写画也。"时珍曰："其质滑腻，故以名之。"

芒　硝

主软坚也，故能治心下痞坚、心下石硬、小腹急结、结胸、燥屎、大便硬，而旁治宿食腹满、小腹肿痞之等诸般难解之毒也。

考　征

大陷胸汤证曰：心下痛，按之石硬。

上一方，芒硝一升，分量可疑，故从《千金方》大陷胸丸作"大黄八两、芒硝五两"。

大陷胸丸证曰：结胸，项亦强。

上一方，芒硝半斤，分量亦可疑，故从《千金方》作"五两"。

调胃承气汤证曰：腹胀满。又曰：大便不通。又曰：不吐，不下，心烦。

上一方，芒硝半斤，分量亦可疑。今考《千金方》《外台秘要》，此方无有焉，故姑从桃核承气汤以定芒硝分量。

柴胡加芒硝汤证，不审备也。（说在"互考"中）

上一方，芒硝六两。

大承气汤证曰：燥屎。又曰：大便硬。又曰：腹满。又曰：宿食。

大黄牡丹汤证曰：小腹肿痞。

木防己去石膏加茯苓芒硝汤证曰：心下痞坚，云云。复与，不愈者。

上三方，芒硝皆三合。

大黄硝石汤证曰：腹满。

上一方，硝石四两。

橘皮大黄朴硝汤证曰：鲙食之在心胸间不化，吐复不出。

桃核承气汤证曰：少腹急结。

上二方，朴硝、芒硝皆二两。

硝矾散证曰：腹胀。

上一方，硝石等分。

上历观此数方，芒硝主治坚块明矣，有软坚之功也，故旁治宿食腹满、少腹肿痞等诸般难解者也。

互　考

柴胡加芒硝汤，是小柴胡汤而加芒硝者也。而小柴胡汤主治胸胁苦满，不能治其块，所以加芒硝也。见人参"辨误"中说，则可以知矣。

品　考

硝石，和、汉无别。朴硝、芒硝、硝石，本是一物，而各以形状名之也，其能无异，而芒硝之功胜矣，故余家用之。

甘　草

主治急迫也，故治里急、急痛、挛急，而旁治厥冷、烦躁、冲逆等诸般迫急之毒也。

考　征

芍药甘草汤证曰：脚挛急。

甘草干姜汤证曰：厥，咽中干，烦躁。

甘草泻心汤证曰：心烦不得安。

生姜甘草汤证曰：咽燥而渴。

桂枝人参汤证曰：利下不止。

上五方，甘草皆四两。

芍药甘草附子汤证，不具也。（说在"互考"中）

甘麦大枣汤证曰：脏躁，喜悲伤欲哭。

上二方，甘草皆三两。

甘草汤证曰：咽痛者。

桔梗汤证，不具也。（说在"互考"中）

桂枝甘草汤证曰：叉手自冒心。

桂枝甘草龙骨牡蛎汤证曰：烦躁。

四逆汤证曰：四肢拘急，厥逆。

甘草粉蜜汤证曰：令人吐涎，心痛发作有时，毒药不止。

上六方，甘草皆二两。

上八方，甘草二两、三两，而亦四两之例。

苓桂甘枣汤证曰：脐下悸。

苓桂五味甘草汤证曰：气从小腹上冲胸咽。

小建中汤证曰：里急。

半夏泻心汤证曰：心下痞。

小柴胡汤证曰：心烦。又云：胸中烦。

小青龙汤证曰：咳逆，倚息。

黄连汤证曰：腹中痛。

人参汤证曰：逆抢心。

旋覆花代赭石汤证曰：心下痞硬，噫气不除。

乌头汤证曰：疼痛不可屈伸。又云：拘急，不得转侧。

上十方，甘草皆三两。

排脓汤证，阙。（说在"桔梗"部）

调胃承气汤证曰：不吐，不下，心烦。

桃核承气汤证曰：其人如狂。又云：少腹急结。

桂枝加桂汤证曰：奔豚，气从少腹上冲心。

桂枝去芍药加蜀漆龙骨牡蛎汤证曰：惊狂，起卧不安。

上五方，甘草皆二两。

上历观此诸方，无论急迫，其他曰痛、曰厥、曰烦、曰悸、曰咳、曰上逆、曰惊狂、曰悲伤、曰痞硬、曰利下，皆甘草所主而有所急迫者也。仲景用甘草也，其急迫剧者，则用甘草亦多；不剧者，则用甘草亦少。由是观之，甘草之治急迫也，明矣。古语云：病者苦急，急食甘以缓之。其斯甘草之谓乎！仲景用甘草之方甚多，然其所用者，不过前证，故不枚举焉。凡征多而证明者，不枚举其征，下皆仿之。

互　考

甘草汤证曰：咽痛者，可与甘草汤；不瘥者，与桔梗汤。凡其急迫而痛者，甘草治之；其有脓者，桔梗治之。今以其急迫而痛，故与甘草汤；而其不瘥者，已有脓也，故与桔梗汤。据此推之，则甘草主治可得而见也。

芍药甘草附子汤，其证不具也。

为则按：其章曰，发汗，病不解，反恶寒。是恶寒者，附子主之；而芍药、甘草则无主证也。故此章之义，以芍药甘草汤，脚挛急者而随此恶寒，则此证始备矣。

为则按：调胃承气汤、桃核承气汤俱有甘草，而大小承气汤、厚朴三物汤皆无甘草也。调胃承气汤证曰：不吐，不下，心烦。又曰：郁郁微烦。此皆其毒急迫之所致也。桃核承气汤证曰：或如狂，或少腹急结。是虽有结实，然狂与急结，此皆为急迫，故用甘

— 13 —

草也。大小承气汤、厚朴三物汤、大黄黄连泻心汤，俱解其结毒耳，故无甘草也。学者详诸。

辨　误

陶弘景曰："此草最为众药之主。"孙思邈曰："解百药之毒。"甄权曰："诸药中，甘草为君，治七十二种金石毒，解一千二百般草木毒，调和众药有功。"呜呼！此说一出，而天下无复知甘草之本功，不亦悲哉？若从三子之说，则诸凡解毒，唯须此一味而足矣！今必不能，然则其说之非也，可以知已。夫欲知诸药本功，则就长沙方中推历其有无、多少。与其去加，引之于其证，则其本功可得而知也。而长沙方中，无甘草者居半，不可谓众药之主也，亦可以见已。古语曰：攻病以毒药。药皆毒，毒即能。若解其毒，何功之有？不思之甚矣，学者察诸。夫陶弘景、孙思邈者，医家之俊杰，博治之君子也，故后世尊奉之至矣。而谓甘草众药之主，谓解百药之毒，岂得无征乎？考之长沙方中，半夏泻心汤本甘草三两，而甘草泻心汤更加一两，是足前为四两，而误药后用之。陶、孙盖卒尔见之，谓为解药毒也。呜呼！夫人之过也，各于其党，故观二子之过，斯知尊信仲景之至矣。向使陶、孙知仲景误药后所以用甘草，与不必改其过，何也？陶、孙诚俊杰也，俊杰何为文其过乎？由是观之，陶、孙实不知甘草之本功也，亦后世之不幸哉！

东垣李氏曰："生用则补脾胃不足而大泻心火，炙之则补三焦元气而散表寒。"是仲景所不言也。五脏浮说，战国以降。今欲为疾医乎？则不可言五脏也。五脏浮说，战国以降，不可从也。

品 考

甘草，华产上品，本邦所产者不堪用也。余家唯锉用之也。

黄 芪

主治肌表之水也，故能治黄汗、盗汗、皮水，又旁治身体肿或不仁者。

考 征

芪芍桂枝苦酒汤证曰：身体肿，发热，汗出而渴。又云：汗沾衣，色正黄如柏汁。

防己黄芪汤证曰：身重，汗出恶风。

上二方，黄芪皆五两。

防己茯苓汤证曰：四肢肿，水气在皮肤中。

黄芪桂枝五物汤证曰：身体不仁。

上二方，黄芪皆三两。

桂枝加黄芪汤证曰：身常暮盗汗出者。又云：从腰以上必汗出，下无汗，腰臗弛痛，如有物在皮中状。

上一方，黄芪二两。

黄芪建中汤证，不具也。

上一方，黄芪一两半。

上历观此诸方，黄芪主治肌表之水也，故能治黄汗、盗汗、皮水，又能治身体肿或不仁者，是肿与不仁，亦皆肌表之水也。

互　考

芪芍桂枝苦酒汤、桂枝加黄芪汤，同治黄汗也。而芪芍桂枝苦酒汤证曰"汗沾衣"，是汗甚多也；桂枝加黄芪汤证曰"腰以上必汗出，下无汗"，是汗少也。以此考之，汗之多少，即用黄芪多少，则其功的然可知矣。

防己黄芪汤、防己茯苓汤同治肌肤水肿也，而黄芪有多少。防己黄芪汤证曰：身重，汗出。防己茯苓汤证曰：水气在皮肤中。此随水气多少，而黄芪亦有多少，则黄芪治肌表之水明矣。故芪芍桂枝苦酒汤、桂枝加黄芪汤，随汗之多少而用黄芪亦有多少也。

黄芪桂枝五物汤证曰：身体不仁。

为则按：仲景之治不仁，虽随其所在处方不同，而历观其药，皆是治水也。然则不仁是水病也，故小腹不仁、小便不利者，用八味丸以利小便，则不仁自治。是不仁者，水也。学者思诸。

防己黄芪汤，《金匮要略》载其分量与《外台秘要》异。为则夷考其得失，《外台秘要》古而《金匮要略》不古矣，故今从其古者也。

辨　误

余尝读本草载黄芪之功。陶弘景曰："补丈夫虚损、五劳羸瘦，益气。"甄权曰："主虚喘肾衰，耳聋内补。"嘉谟曰："人参补中，黄芪实表也。"余亦尝读《金匮要略》，审仲景之处方，皆以黄芪治皮肤水气，未尝言补虚实表也。为则尝闻之，周公置医职四焉：曰食医，曰疾医，曰疡医，曰兽医。夫张仲景者，盖古疾医之流也。夫陶弘景，尊信仙方之人也。故仲景动言疾病，而弘景动论养气，谈延命，未尝论疾病。后世之喜医方者，皆眩其俊杰，而不知其有害于疾医也。彼所尊信而我尊信之，滔滔者天下皆是也，岂不亦悲哉？夫逐奔兽者，不见大山；嗜欲在外，则聪明所蔽，故无见物同而用物之异。仲景，主疾病者也；弘景，主延命者也。仲景以黄芪治水气，弘景以之补虚。夫药者，毒也。毒药何补之为？是以不补而为补，以不补而为补，是其聪明为延命之欲所蔽也。古语曰：邪气盛则实，精气夺则虚。夫古所谓虚实者，以其常而言之也。昔者常无者，今则有之，则是实也；昔者常有者，今则无之，则是虚也。邪者，常无者也；精者，常有者也。故古所谓实者，病也；而虚者，精也。因病而虚，则毒药以解其病毒，而复其故也；非病而虚，则非毒药之所治也，以谷肉养之。故曰：攻病以毒药，养精以谷肉果菜。今试论之。天寒，肌肤粟起，当此时，服黄芪而不已也，以衣衾则已；以衣衾而不已也，啜粥而已。无他，是非病，而精虚也。若乃手足拘急、恶寒，是与衣衾而不已也，啜粥而不已也，与毒药而已也。无他，是邪实也。呜呼！仲景氏哉，信而有征，此孔子所以非法言不敢道也。甄权、嘉谟不言疾医之法言也，抑亦弘景祸之矣。言必以仙方，必以阴阳，此芪之所以不著也。

品　考

黄芪，汉土、朝鲜、本邦皆产也。汉土出绵上者以为上品，其他皆下品也。其出朝鲜、本邦者，亦皆下品也。今华舶之所载而来者，多是下品，不可不择也。凡黄芪之品，柔软，肉中白色，润泽，味甘，是为上品也，锉用。

人　参

主治心下痞坚、痞硬、支结也，旁治不食、呕吐、喜唾、心痛、腹痛、烦悸。

考　征

木防己汤证曰：心下痞坚。

上一方，人参四两。

人参汤证曰：心中痞。又曰：喜唾，久不了了。

桂枝人参汤证曰：心下痞硬。

半夏泻心汤证曰：呕而肠鸣，心下痞。

生姜泻心汤证曰：心下痞硬，干噫食臭。

甘草泻心汤证曰：心下痞硬而满，干呕，心烦，又曰：不欲饮食，恶闻食臭。

小柴胡汤证曰：默默不欲饮食，心烦，喜呕。又云：胸中烦。又云：心下悸。又云：腹中痛。

吴茱萸汤证曰：食谷欲呕。又曰：干呕，吐涎沫。

大半夏汤证曰：呕而心下痞硬。

茯苓饮证曰：气满，不能食。

干姜黄连黄芩人参汤证曰：食入口即吐。

桂枝加芍药生姜人参新加汤证，不具也。（说在"互考"中）

六物黄芩汤证曰：干呕。

白虎加人参汤证，不具也。（说在"互考"中）

生姜甘草汤证曰：咳唾涎沫不止。

上十四方，人参皆三两。

柴胡桂枝汤证曰：心下支结。

干姜人参半夏丸证曰：呕吐不止。

四逆加人参汤证，不具也。（说在"互考"中）

上三方，其用人参者，或一两半，或一两，而亦三两之例。

附子汤证，不具也。（说在"互考"中）

黄连汤证曰：腹中痛，欲呕吐。

旋覆花代赭石汤证曰：心下痞硬，噫气不除。

大建中汤证曰：心胸中大寒痛，呕不能饮食。

上四方，人参皆二两。

上历观此诸方，人参主治心下结实之病也，故能治心下痞坚、痞硬、支结，而旁治不食、呕吐、喜唾、心痛、腹痛、烦悸，亦皆结实而所致者，人参主之也。

为则按：人参、黄连、茯苓三味，其功大同而小异也。人参治心下痞硬而悸也，黄连治心中烦而悸也，茯苓治肉瞤筋惕而悸也，不可不知矣。

互　考

木防己汤证曰：心下痞坚，愈复发者，去石膏，加茯苓芒硝汤主之。是人参、芒硝分治心下痞硬之与痞坚也，于是乎可见古人用药不苟也。盖其初，心下痞坚犹缓，谓之痞硬亦可，故投以人参也；复发不愈，而痞之坚必矣，故投以芒硝也。半夏泻心汤，脱"硬"字也。甘草泻心汤，此方中倍甘草。生姜泻心汤，加生姜之汤也。而共云治心下痞硬，则此方脱"硬"字也，明矣。

吴茱萸汤、茯苓饮、干姜黄连黄芩人参汤、六物黄芩汤、生姜甘草汤，皆人参三两，而云治咳唾涎沫、呕吐、下利，不云"治心下痞硬"。于是，综考仲景治咳唾涎沫、呕吐、下利方中，其无人参者，十居八九。

今依人参之本例，用此五汤，施之于心下痞硬而咳唾涎沫、呕吐、下利者，其应如响也。由是观之，五汤之证，亦是皆心下痞硬之毒也矣。

桂枝加芍药生姜人参新加汤，其证不具也。其云"发汗后，身疼痛"，是桂枝汤证也，然则芍药、生姜、人参之证阙也。说在《类聚方》。

白虎加人参汤四条之下，俱是无有人参之证。盖张仲景之用人参三两，必有心下痞硬之证。此方独否，因此考核《千金方》《外台秘要》共作"白虎主之"，故今尽从之。

干姜人参半夏丸，依本治之例，试推其功。心下有结实之毒，而呕吐不止者，实是，主之。大抵与大半夏汤之所主治也大同小异，而有缓急之别。

四逆加人参汤，其证不具也。恶寒、脉微而复利，是四逆汤之所主，而不见人参之证也。此方虽加人参仅一两，无见证，则何以加之？是脱心下之病证也，明矣。附子汤证，不具也。此方之与真武汤独差一味，而其于方意也大有径庭。附子汤，术、附君药，而主身体疼痛，或小便不利，或心下痞硬者。真武汤，茯苓、芍药君药，而主肉瞤筋惕、拘挛、呕逆、四肢沉重疼痛者。

旋覆花代赭石汤，其用人参二两，而有心下痞硬之证，此小半夏汤加减之方也。"二两"疑当作"三两"也。

辨 误

甄权曰："参补虚。"误矣。此言一出，流毒千载。昔者张仲景之用参也，防己汤莫多焉。其证曰"支饮喘满、心下痞坚、面色黧黑"，未尝见言补虚者也。又曰："虚者即愈，实者三日复发。复与而不愈者，去石膏，加茯苓芒硝汤主之。"此其所由误者乎？则有大不然。盖汉以降，字诂不古者多矣，则难其解。古语曰：有为实也，无为虚也。故用防己汤，而心下痞坚已，虚而无者，则即愈也。虽则即愈也，心下痞坚，犹实而有者，三日复发，复与防己汤而不愈者，非特痞硬，即是坚也，非参之所主，而芒硝主之，故参如故，而加芒硝、茯苓。由是观之，不可谓"参补虚"也。孙思邈曰："无参，则以茯苓代之。"此说虽误，然参不补虚而治心下疾也，亦足以征耳。盖"参补虚"之说，昉于甄权，滔滔者天下皆是。《本草》引《广雅·五行记》，是参之名义，而岂参之实乎？学者详诸。

余读本草，至"参养元气"，未尝不废书而叹也。曰：呜呼，可悲哉，人之惑也！所谓元气者，天地根元之一气也，动为阳，静为阴，阴阳妙合，斯生万物，命其主宰，曰造化之神也。而人也者，非造化之神也，故人生于人，而神不能生人，况于元气乎？夫人之元气也，免身之初，所资以生，医家所谓先天之气也；

— 22 —

养之以谷肉果菜，所谓后天之气也。虽然，元气之说，圣人不言，故经典不载焉。战国以降，始有斯言。鹖冠子曰："天地成于元气。"董仲舒《春秋繁露》曰："王正则元气和顺。"扬雄《解嘲》曰："大气含元气。"孔安国《虞书注》曰："昊天谓元气广大。"《汉书·律历志》曰："大极元气函为一。"班固《东都赋》曰："降烟煴，调元气。"此数者，皆言天地之元气，而非人之元气也。《素问》曰"天之大气举之"，言系地于中而不坠也。又曰："三焦者，原气之别使。"言皮肤毫毛之末，温缓之气也。此犹可言也，然论说之言也，于疾医何益之有？又曰："养精以谷肉果菜。"是古之道也。未闻以草根木皮而养人之元气。盖其说出于道家，道家所雅言延命长寿，故立元气以为极也。秦汉以降，道家隆盛，而阴阳、五行、元气之说，蔓延不可芟，医道湮晦，职此之由，岂可不叹哉？夫医术，人事也；元气，天事也，故仲景不言矣。养精以谷肉果菜，而人参养元气，未尝有言之。由此观之，其言养元气者，后世之说也，不可从矣。

东垣李氏曰："张仲景云：病人汗后身热，亡血，脉沉迟者；下利，身凉，脉微，血虚者，并加人参也。"古人之治血脱者，益气也。血不自生，须生阳气。盖阳气生，则阴长而血乃旺也。今历考《伤寒论》中曰："利止，亡血也，四逆加人参汤主之。"李氏其据此言乎？然而加人参仅仅一两也。四逆加人参汤，更加茯苓，此为茯苓四逆汤，而不举血证，则人参之非，为亡血也，可以见已。且也仲景治吐血、衄血、产后亡血，方中无有人参，则益足证也。李氏之说妄哉！自后苟有血脱者，则不审其证，概用人参，亦益妄哉！

或问曰："吾子言仲景明人参治心下痞硬，而大黄黄连泻心汤之属无有人参，岂亦有说乎？"曰："有之。何子读书之粗也？大黄黄连泻心汤曰：'心下痞，按之濡。'其于人参，则诸方皆曰'心下痞硬'。'硬''濡'二字，斯可以见其异矣。"

品　考

人参，出上党者，古为上品，朝鲜次之。今也，上党不出，而朝鲜亦少也。其有自朝鲜来者，味甘，非其真性，故试诸仲景所谓"心下痞硬"而无效也，不可用矣。源顺和《名抄》云："人参，此言久末乃伊。盖本邦之俗，谓熊胆为久末乃伊，而亦号人参，则以其味名也。"由是观之，本邦古昔所用者，其味苦也，亦明矣。今试取朝鲜之苗，而树艺诸本邦者，其味亦苦也。然则其苦也者，是人参之正味，而桐君、雷公之所同试也。乃今余取产于本邦诸国者用之，大有效于心下痞硬。其产于本邦诸国者，五叶三桠，其于形状也，亦与所产于朝鲜同矣。产于本邦诸国者，于和州金峰者最良。去土气而锉用，谨勿杀苦也。

桔 梗

主治浊唾肿脓也，旁治咽喉痛。

考 征

排脓汤，证阙。

桔梗白散证曰：出浊唾腥臭，久久吐脓。

桔梗汤证曰：出浊唾腥臭，久久吐脓。

排脓散，证阙。

上四方，其用桔梗者，或三两，或一两，或三分，或二分。

上四方者，皆仲景之方也，而排脓汤以桔梗为君药也，不载其证。今乃历观其用桔梗诸方，或肺痈，或浊唾腥臭，或吐脓也，而以桔梗为君药者，名为"排脓"，则其排脓也，明矣。

互 考

排脓汤之证虽阙，而桔梗汤观之，则其主治明矣。桔梗汤证曰：出浊唾腥臭，久久吐脓。仲景曰："咽痛者，可与甘草汤；不瘥者，与桔梗汤也。"是乃甘草者，缓其毒之急迫也；而浊唾、吐脓非甘草之所主，故其不瘥者，乃加桔梗也。由是观之，肿痛急迫，则桔梗汤；浊唾、吐脓多，则排脓汤。

辨　误

排脓汤及散，载在《金匮》肠痈部。桔梗汤及白散，亦有肺痈之言。盖肠痈、肺痈之论，自古而纷如也，无有明辨，欲极之而不能也。人之体中不可见也，故谓无肺痈、肠痈者妄也，谓有肺痈、肠痈者亦妄也。凡吐下臭脓者，其病在胸也，而为肺痈；其病在腹也，而为肠痈，其亦可也。治之之法，不为名所拘，而随其证，是为仲景也。

品　考

桔梗，处处出焉。药铺所鬻者，渐而白洁，脱其气味也，不可不择焉。唯去其土泥，而不杀其真性，是为良也。锉用。

术

主利水也，故能治小便自利、不利，旁治身烦疼、痰饮、失精、眩冒、下利、喜唾。

考　征

天雄散，证阙。（说在"互考"中）

上一方，术八两。

桂枝附子去桂加术汤证曰：小便自利。

麻黄加术汤证曰：身烦疼。

越婢加术汤证曰：一身面目黄肿，其脉沉，小便不利。

附子汤证，不具也。（说在"互考"中）

上四方，术皆四两。

桂枝去桂加苓术汤证曰：小便不利。

人参汤证曰：喜唾。

桂枝人参汤证曰：利下不止。

茯苓泽泻汤证，不具也。（说在《类聚方》）

茯苓饮证曰：心胸中有停痰、宿水，自吐出水。

上五方，术皆三两。

甘草附子汤证曰：小便不利。

真武汤证曰：小便不利，四肢沉重疼痛，自下利。

苓姜术甘汤证曰：小便自利。

苓桂术甘汤证曰：小便自利。

苓桂术甘汤证曰：心下有痰饮。又云：头眩。

泽泻汤证曰：其人苦冒眩。

枳术汤证，不具也。（说在"互考"中）

茯苓戎盐汤证曰：小便不利。

上七方，术皆二两。

五苓散证曰：小便不利。

上一方，术十八铢，而三两之例。

上历观此诸方，无论小便之变，其他曰饮，曰痰，曰身烦疼，曰喜唾，曰冒眩，亦皆水病也。凡小便不利而兼若证者，用术而小便通，则诸证乃治。由是观之，术之利水也，明矣。

互 考

天雄散，《金匮要略》载在"桂枝加龙骨牡蛎汤"条后，而不载其证。而李时珍作《本草纲目》曰："此仲景治男子失精之方也。然则旧有此证，而今或脱也。'男子失精、女子梦交，桂枝龙骨牡蛎汤主之'下当云'天雄散亦主之'。"以余观之，时珍之见，而岂以术、附为治失精、梦交乎？此则观于《本草》，可以知耳。夫失精、梦交，水气之变也，故以术为主药也。

《金匮要略》白术附子汤，即《伤寒论》中桂枝附子去桂加术汤，而分量减其半也。盖术别苍、白，非古也，故今称方名，从《伤寒论》焉，《外台秘要》术附汤亦同方，而分量非古也，皆不可从焉。

附子汤证，不具也。此方之于真武汤，倍加术、附，以参代姜者也。而真武汤证有小便不利，或疼痛，或下利。此方倍如术、附，则岂可无若证乎？其证阙也，明矣。

枳术汤、桂姜枣草黄辛附汤二方，《金匮要略》所载同其因与证，而不可别焉。今审其方剂，桂姜枣草黄辛附汤，其方合桂枝去芍药及麻黄附子细辛也。而桂枝去芍药汤主头痛、发热、恶风、有汗等证，而腹中无结实者也。麻黄附子细辛汤证曰：少阴病，发热。

为则按：所谓少阴病者，恶寒甚者也，故用附子，附子主恶寒也。依二汤之证推之，心下坚大而恶寒发热、上逆者，桂姜枣草黄辛附汤主之。术主利水也，是以心下坚大而小便不利者，枳术汤主之。夫秦、张之治疾也，从其证而不取因矣。因者，想象也。以冥冥决事，秦、张所不取也，故其能治疾也，在方中其证矣。斯不知其方意，则未能中其证也。其知其方意，在知药能也。能知药能，而后始可与言方已。

辨　误

《本事方》许叔微曰："微患饮澼三十年，后左下有声，胁痛，食减，嘈杂，饮酒半杯即止，十数日必呕酸水数升，暑月只右边有汗，左边绝无。自揣必有澼囊，如水之有科臼，不盈科不行。但清者可行，而浊者停滞，无路以决之，故积至五六日必呕而去。脾土恶湿，而水则流湿，莫若燥脾以去湿，崇土以填科臼，乃悉屏诸药，只以苍术麻油大枣丸，服三月而疾除。自此常服，不呕，不痛，胸膈宽利，饮啖如故。"

为则按：仲景用术治水，而不云祛湿补脾也。许氏则以术为祛湿补脾，而不云其治水，何其妄哉？许氏之病水变，故得术能治也。人云许氏能治其湿痰，余戏之曰：非许自能治其病，而术能治许病也。何则？许氏之所说，以不可见为见，而以不可知为知也，空理唯依。古人则不然，有水声、吐水，则为水治之，

— 29 —

是可知而知之，可见而见之实事。唯为此谓知见之道也，故有许氏之病者，用术、附以逐其水，其效如神。呜呼！仲景之为方也，信而有征。由是观之，许之病已也，非许之功，而术之功也。

品　考

术，宗奭曰："古方及《本经》止单言术，而未别苍、白也。"陶隐居言："有两种，而后人往往贵白术而贱苍术也。"为则曰：华产两种，其利水也，苍胜于白，故余取苍术也。本邦所出，其品下而功劣也。锉用。

白头翁

主治热利下重也。

考　征

白头翁汤证曰：热利下重。又曰：下利，欲饮水。
白头翁加甘草阿胶汤证曰：下利。
上二方，白头翁皆三两。
夫仲景用白头翁者，特治热利，而他无所见矣。
为则按：若热利，渴而心悸，则用白头翁汤也；加之血证及急迫之证，则可用加甘草阿胶汤也。

品　考

白头翁，和、汉无别。

黄 连

主治心中烦悸也，旁治心下痞、吐下、腹中痛。

考 征

黄连阿胶汤证曰：心中烦，不得卧。

上一方，黄连四两。

黄连汤证曰：胸中有热，腹中痛，欲呕吐。

干姜黄连黄芩人参汤证曰：吐下。

葛根黄连黄芩汤证曰：利遂不止。

白头翁汤证曰：下利，欲饮水。

上四方，黄连皆三两。

大黄黄连泻心汤证曰：心下痞，按之濡。

泻心汤证曰：心气不足。

附子泻心汤证曰：心下痞。

上三方，黄连皆一两，而亦三两之例。

上历观此诸方，黄连治心中烦悸也，明矣。故心中烦悸而痞者、吐者、利者、腹痛者，用此皆治也。此外，用黄连一两方多，其比余药分量差少，但举心胸之微疾，不足取而征焉，故不枚举也。

互 考

张仲景用黄连，其证与人参、茯苓大同而小异。（说在"人参"部）

— 31 —

黄连阿胶汤证曰：心中烦。此方黄连为君，而有心中烦之证，斯可以见其主治矣。

泻心汤证曰：心气不足，而吐血、衄血者，泻心汤主之。既云"不足"，又云"泻心"，此后世论说之所由起也。虽《千金方》"不足"作"不定"，斯仲景之古也，而不定者，烦悸之谓也。凡病心中烦悸，心下痞，按之濡者，用此汤皆治也。由是观之，所谓不定者，烦悸之谓也。

辨　误

夫万物生于天也，故天命之谓性。性唯一也，其能亦唯一也，谓之良能。然其有多能者，性之所枝而歧也，非性之本也，谓之赢能。人之眩赢能，而谓性多能者，多矣。余尝读本草，举其主治甚多。夫主治也者，性之能也。一物之性，岂有此多能哉？今近取譬于人之多能乎？夫人之性也，有任焉者，有清焉者，有和焉者，有直焉者，虽圣人不可移易也，而有多能焉，有无能焉。多能非求于天性之外而成焉，无能非求于天性之中而无焉，从其性而用之，则多能也。是善于用其性者也，非由天性而多能也。故天性任焉者，用而多能，则尽其性之任而已。任之外，无有其能也。清则清，和则和，直则直，从性之一而贯之，不可移易也。亦有学而修之，以成其多能者，若天性然，然非去性而然，亦与性成者也。此所以论于人之道，而非所以论于草根木皮也。夫善于用人性之能者若彼，而况于草根木皮乎？性之外，无有多能，而一草何多能之有？夫黄连之苦，治心烦也，是性之为能也，张仲景用焉；而治心下痞、呕吐、下利之证也，是性之所枝而歧也。故无心烦之状者，试之无效；加心烦者，其应如响。仲景治心下痞、呕吐、下利，其方用黄连者甚多，斯亦可以征也。由是观之，黄连主治心烦也，本草之谬也，明矣。黄连之能多乎哉？不多也。

品　考

黄连，处处出焉，出于本邦越中者为上品，世所谓"加贺黄连"是也。贪利之贾，或以郁金色之，不可不择也。锉用。

黄　芩

治心下痞也，旁治胸胁满、呕吐、下利也。

考　征

黄芩汤证曰：自下利。

六物黄芩汤证，不具也。（说在"互考"中）

干姜黄连黄芩人参汤证曰：吐下。

小柴胡汤证曰：胸胁苦满。

大柴胡汤证曰：心下痞硬，呕吐而下利。

柴胡姜桂汤证曰：胸胁满、微结，心烦。

葛根黄连黄芩汤证曰：利遂不止。

半夏泻心汤证曰：呕而肠鸣，心下痞。

上八方，黄芩皆三两。

柴胡桂枝汤证曰：微呕，心下支结。

泻心汤证曰：心下痞。

附子泻心汤证曰：心下痞。

上三方，黄芩或一两，或一两半，而亦三两之例。

上历观此诸方，黄芩主治心下之病也。若呕吐者，若下利者，有心下痞之证也，则得黄芩即治矣。其无此证者，终无效焉。无他，治心下痞也。

互　考

黄芩汤证曰：太阳与少阳合病，自下利者，主之。盖六经也者，疾医之所不言也；而其有六经之言，则后人所搀入焉，故不取焉。以他例推之，心下痞、腹强急而下利者，此汤主之。为则每对若证，即用此汤，其应如响，学者审诸。

六物黄芩汤，其证不具也。此方，半夏泻心汤而去黄连、甘草，加桂枝者也，张仲景用人参、黄芩也，于心下痞而硬者也。然则心下痞硬、干呕、下利者，此汤主之。其无此证，则终无效也。学者审诸。

辨　误

世医笃信本草，以芩、连为寒药，其畏之也如虎狼焉，不思之甚矣。夫本草论药之寒热温凉，终不一定，彼以为温，则是以为热；甲以为寒，则乙以为凉，果孰是而孰非乎？盖医者之于用药也，譬犹武夫用兵，武夫而畏兵，不可以为武夫也。医亦然，毒药各有其能，各主一病，苟有其证者而不用之，则终不治也，所以不畏焉。此而畏之，则何以医为也？张仲景用黄芩也，治心下痞而已，无有他能，故心下痞而呕吐、下利，则用之即治矣。世医不深察，妄以为呕吐、下利之主药，可悲也夫！

品 考

黄芩，处处出焉。出汉土者，此为上品也；出朝鲜者次之；出本邦者，下品也。锉用。

柴 胡

主治胸胁苦满也，旁治寒热往来、腹中痛、胁下痞硬。

考 征

小柴胡汤证曰：胸胁苦满，往来寒热。又云：腹中痛。又云：胁下痞硬。

柴胡加芒硝汤证曰：胸胁满。

柴胡去半夏加栝楼汤证，不具也。（说在"互考"中）

柴胡姜桂汤证曰：胸胁满、微结。又云：往来寒热。

大柴胡汤证曰：心下急，郁郁微烦。又曰：往来寒热。又曰：心下满痛。

上五方，柴胡皆八两。

柴胡桂枝汤证曰：心下支结。

上一方，柴胡四两而八两之例。

上历观此诸方，柴胡主治胸胁苦满也。其他治往来寒热，或腹中痛，或呕吐，或小便不利，此一方之所主治，而非一味之所主治也。

为则按：《伤寒论》中，寒热、腹痛、呕吐、小便不利，而不用柴胡者，多矣。胸胁苦满而有前证，则柴胡主焉。此可以见柴胡之所主治也。

互　考

柴胡去半夏加栝楼汤，其证不具也。以渴，故代半夏以栝楼也。今试诸世所谓疟疾，胸胁苦满而渴者，甚有效焉。其无有胸胁苦满证，则终不知也。然则胸胁苦满证，其脱也，明矣。

辨　误

《本草纲目》"柴胡"部中，往往以往来寒热为其主治也。夫世所谓疟疾，其寒热往来也剧矣，而有用柴胡而治也者，亦有不治也者。于是质之仲景氏之书，其用柴胡也，无不有胸胁苦满之证。今乃施诸胸胁苦满而寒热往来者，其应犹响之于声，非直疟也，百疾皆然；无胸胁苦满证者，则用之无效焉。然则柴胡之所主治，不在彼而在此。

品　考

柴胡，处处出焉。本草以产于银州银县者为上品也。本邦药铺所鬻者有二品，曰"镰仓柴胡"，曰"河原柴胡"也。盖河原柴胡者，非柴胡之种也，不可用焉。镰仓柴胡者尤佳。去须及头，以粗布拂拭之，锉而用焉。雷敩、陈子承称柴胡香气甚矣。而本邦之产，比诸产汉土者，形状则同，气味则薄。因稽诸说，嫩则香美也，老则不也。张元素曰："气味俱清。"故今用镰仓柴胡也。

贝　母

主治胸膈郁结、痰饮也。

考　征

桔梗白散证曰：时出浊唾腥臭，久久吐脓。

上一方，贝母三分。

仲景氏用贝母也，特此一方已。然考之本草，古人用贝母，主治郁结痰饮，旁治咳嗽、乳汁不下也。乃与仲景氏治浊唾腥臭，其归一也已。其功与桔梗，大同而小异也。

品　考

贝母，用自汉土来者也，锉用焉。今本邦间亦出焉，不异于汉土产也。

细　辛

主治宿饮、停水也，故治水气在心下而咳满，或上逆，或胁痛。

考　征

小青龙汤证曰：心下有水气，干呕、发热而咳。

苓甘五味姜辛汤证曰：咳，胸满。

上二方，细辛皆三两。

麻黄附子细辛汤证，不具也。（说在"互考"中）

大黄附子汤证曰：胁下偏痛。

桂姜草枣黄辛附汤证曰：心下坚大如盘，边如旋杯。

上三方，细辛皆二两。

上历观此诸方，其咳者，上逆者，胸满者，胁痛者，心下坚大者，胸胁、心下宿饮停水而所致也。用细辛则水饮去，而其证已，可以见其所主治也。

互　考

"麻黄附子细辛汤"条特云"少阴病，反发热"，而不举余证。

为则按：六经也者，是后人之掺入，而非仲景之古也。所谓少阴病者，蜷卧、小便清利也。蜷卧者，恶寒甚也；恶寒者，水病也。仲景氏之治恶寒也，其用附子者居多。又其言曰：术、附并走皮中，逐水气也。由是观之，恶寒之为水气也，明矣。其喘而恶寒，有痰饮之变者，此方主之。

桂姜草枣黄辛附汤证，不具也。说在"术"条下，故不复赘焉。

辨　误

今之为医者，其用药也，瞑眩则栗，遽转其方，何无特操之甚也？书曰：若药弗瞑眩，厥疾弗瘳。余每读书到于此，未尝不废书抵掌而叹。圣哲之言，信而有征也。仲景之为方也，亦有征矣！请举其一二。"苓甘五味姜辛夏汤"条曰："咳满即止，而更复渴，冲气复发者，以细辛、干姜也。"而仍用细辛、干姜，此非审知此毒而治此疾者，孰能之为？呜呼，仲景哉！"术附汤"条曰："其人如冒状。"勿怪，即是术、附并走皮中，逐水气，未得除故耳。此亦瞑眩之谓也。夫欲为仲景氏者，其要在知药之瞑眩，而疾乃瘳焉，而后就其方法，审其药功而已。为则从事于此，审试诸药，本草所谓大毒者，其不彻疾也，不瞑眩；所谓无毒者，亦中肯綮也，必瞑眩。瞑眩也，疾斯瘳也。

余未见药弗瞑眩，而疾之为瘳者也。呜呼，圣哲之言，信而有征哉！学者思诸。

品　考

细辛，本邦称云"真细辛"者，即是也。洗去尘土，锉而用之。药铺间以杜衡充细辛也，不可不辨矣。

当归　芎䓖

仲景之方中，用当归、芎䓖者，其所主治，不可得知也。今不敢凿从成方而用焉，是阙如之义也。

辨　误

《本草》以当归、芎䓖治血，为产后要药。

为则按：仲景氏治血方中，无此二药者多；而治他证之方中亦有此二药，如奔豚汤、当归羊肉汤、酸枣仁汤类是也。由是观之，不可概为治血之药也。

品　考

当归，江州伊喷山所产，其味辛，同汉土所产。而和州所产味甘，此以粪土培养之者也，不可用矣。孙思邈曰："无当归，以芎䓖代之。今试尝和州当归，其味大不似芎䓖也。伊喷当归则似焉，故用之也。"

芎䓖，出本邦丰后州者，上品也。

芍 药

主治结实而拘挛也，旁治腹痛、头痛、身体不仁、疼痛、腹满、咳逆、下利、肿脓。

考 征

桂枝加芍药汤证曰：腹满时痛。

小建中汤证曰：腹中急痛。

桂枝加大黄汤证曰：大实痛。

上三方，芍药皆六两。

枳实芍药散证曰：腹痛烦满。

排脓散，证阙。（说在《类聚方》）

上二方，芍药一方等分，一方六分。

芍药甘草汤证曰：脚挛急。

桂枝加芍药生姜人参新加汤证曰：身疼痛。

芎归胶艾汤证曰：腹中痛。

上三方，芍药皆四两。

芍药甘草附子汤证，不具也。（说在"互考"中）

上一方，芍药三两，而亦四两之例。

小青龙汤证曰：咳逆。

大柴胡汤证曰：心下满痛。又曰：呕吐而下利。

附子汤证曰：身体痛。

真武汤证曰：腹痛。又云：沉重疼痛，自下利。

又云：咳。

桂枝汤证曰：头痛。又曰：身疼痛。

乌头汤证曰：历节不可屈伸，疼痛。又曰：拘急。

黄芪桂枝五物汤证曰：身体不仁。

上七方，芍药皆三两。

黄芩汤证曰：自下利。

柴胡桂枝汤证曰：肢节烦疼。

上二方，用芍药或二两，或一两半，而亦三两之例。

上历观此诸方，曰腹痛，曰头痛，曰腹满，曰咳逆，曰下利，曰排脓，曰四肢疼痛，曰挛急，曰身体不仁，一是皆结实而所致也。其所谓痛者，拘急者。若夫桂枝加芍药汤、小建中汤、桂枝加大黄汤，皆以芍药为主药，而其证如此。由是观之，主治结实而拘挛也，明矣。

互 考

小建中汤，《伤寒论》不备其证，是以世医不获方意，以为补剂，故其所施也，竟无效焉。

为则按：此方出自芍药甘草汤，故主治诸病腹拘急而痛者也，学者正焉。芍药甘草附子汤，其条特举恶寒之证，此附子之所主也，而脱芍药、甘草之所主治也。其用甘草者，治毒急迫也。其用芍药者，治拘挛也。然则拘挛、急迫而恶寒者，此汤主之。

真武汤、附子汤，特有生姜、人参之异，而所主治则颇异也。真武汤，苓、芍为主；而附子汤，术、附为主也。二方所主治，斯可以见也已。

辨　误

朱震亨曰："产后不可用芍药，以其酸寒伐生发之气也。"李时珍曰："白芍药益脾，能于土中泻木，产后肝血已虚，不可更泻，故禁之。"夫酸寒之药，盖不少矣，何独避芍药之为？世医雷同其说，不思之甚矣。诸药皆毒，毒而治毒，毒而不用毒，何治之有？《金匮要略》曰："产后腹痛，枳实芍药散主之。"《千金方》曰："产后虚羸，腹中刺痛，当归建中汤主之。"此皆芍药主药而用之于产后也，且也张仲景芍药甘草汤、芍药甘草附子汤、桂枝加芍药汤，皆以芍药为主，而于血证毫无关涉焉，特治结实而拘挛已。若乃"酸寒伐生发之气"及"泻木"之说，此凿空之论，而非疾医之用也。

品　考

芍药，其种有二：曰"木芍药"也，曰"草芍药"也。木芍药是其真也，花容绰约，亦可爱也，余取之矣。服食家言：白花胜赤花。尝试其功，赤、白唯均也。服食家之说不可从矣。草芍药，世所谓"宇多芍药"也，不可用矣。

牡丹皮

仲景之方中，桂枝茯苓丸、八味丸、大黄牡丹皮汤，以上三方，虽有牡丹皮，而不以为主药也。如此之类，皆从其全方之主治而用之，如征姑阙焉，以俟后之君子也。

品　考

牡丹皮，和、汉同。

茵陈蒿

主治发黄也。

考　征

茵陈五苓散证曰：黄疸。

茵陈蒿汤证曰：心胸不安，久久发黄。

上二方，茵陈蒿，一方六两，一方十分。

上观此二方，茵陈蒿治发黄也，明矣。

互　考

或问曰：发黄之证，治之之方，其不用茵陈蒿者，间亦有之，如何？答曰：发黄，小便不利，或渴，无余证者，茵陈五苓散主之。发黄，大便不通者，茵陈蒿汤主之。若乃一身尽黄，腹胀，大便必黑，时溏者，硝矾散主之。发黄，心中懊忱，栀子大黄豉汤。发黄，腹满，小便不利，大黄硝石汤。发黄，头痛，恶风，自汗出，桂枝加黄芪汤。发黄，呕逆，小半夏汤主之。发黄，胸胁苦满，小柴胡汤主之。发黄，腹中拘急，小建中汤主之。此皆随证而异方也。仲景氏之于茵陈蒿，特用之于发黄，无他病者而已。

辨　误

世之医者，论黄疸为湿热，其以黄为土色也。无益于治，此不可从矣。

品　考

茵陈蒿，和、汉无别。

艾

仲景之方中，芎归胶艾汤用艾，而非君药也，是以其所主治也，不可得而知矣。芎归胶艾汤，主治漏下、下血也，今从其成方而用之。

辨　误

《名医别录》曰："艾可以灸百病。"后人不审其证之可灸与否，一概行之，故罹其害也，盖不鲜矣。医者见之，以为不候寒热之过也，不审可否，则固已失之矣；论寒热，亦未为得也。灸者所以解结毒也，若夫毒着脊上，药之不知，下之不及，就其所着而灸之，其毒转而走腹，而后药之为达也。临其可灸之证也，我不终问其寒热，而未有逢其害焉。有灸而发热，是毒动也，世医以为灸误，非也。余于若证，灸而不止，其毒之散也，其热亦止，此即所谓"瞑眩而瘳"者也。凡艾之为用也，灸之与煎，其施虽异，而以其一物也，偶尔言及焉。灸家言禁穴颇多，余家不言之，一从《灵枢》，以结毒为腧也。大凡灸不止一日，乃至五日、七日，以多日为有效矣。一日曝之，十日寒之，我未见其能治者也。

品　考

艾，处处出焉。所卖者，杂他物，可正焉。

麻　黄

主治喘咳、水气也，旁治恶风、恶寒、无汗、身疼、骨节痛、一身黄肿。

考　征

麻黄汤证曰：身疼腰痛，骨节疼痛，恶风，无汗而喘。

甘草麻黄汤证曰：里水。

麻黄醇酒汤证曰：黄疸。

上三方，麻黄四两，或三两，而为君药。

大青龙汤证曰：恶寒，身疼痛，不汗出而烦躁。

越婢汤证曰：恶风，一身悉肿。

越婢加术汤证曰：一身面目黄肿。

越婢加半夏汤证曰：其人喘，目如脱状。

上四方，麻黄皆六两。

麻黄杏仁甘草石膏汤证曰：汗出而喘。

牡蛎汤证，不具也。（说在"互考"中）

上二方，麻黄皆四两。

葛根汤证曰：无汗，恶风。

小青龙汤证曰：心下有水气，咳而微喘。

乌头汤证曰：历节疼痛。

上三方，麻黄皆三两。

麻黄附子甘草汤证，不具也。（说在"互考"中）

麻黄附子细辛汤证，不具也。（说在"互考"中）

上二方，麻黄二两。

上历观此数方，麻黄主治喘咳、水气也，明矣。故其证而恶风、恶寒、无汗、身疼、骨节痛、一身黄肿者，用麻黄皆治也。

互　考

甘草麻黄汤、麻黄醇酒汤，唯云"里水""黄疸"，而不审其证。

为则按：黄家，兼有喘咳、恶寒、骨节痛之证者，麻黄之所主治也。

牡蛎汤，此甘草麻黄汤而加牡蛎、蜀漆方也。牡蛎治动气，蜀漆主逐水。然则世所谓疟疾，动气在上而喘者，此汤主之也。《外台秘要》特云"牡疟"，而不举其证，茫乎如舟行无津涯矣。麻黄附子甘草汤、麻黄附子细辛汤二方，其条所谓少阴病者，恶寒甚也，而有无汗之证，故用麻黄也。

辨　误

甚矣，世医之怖麻黄也。其言曰："吾闻之麻黄能发汗，多服之则洒洒汗出不止，是以不敢用焉。"恶，是何言也？譬怯者之于妖怪，足未尝踏其境，而言某地真出妖怪也。为则尝试麻黄之效，可用之证而用之，汗则出焉，虽当夏月，而无洒洒不止之患。仲景氏言"服麻黄后，覆取微似汗"，宜哉，学者勿以耳食而饱矣。

品　考

麻黄，本邦之产未闻，而亦有形状相似者，是木贼，而非麻黄也。朱震亨、李时珍言其与麻黄同功，则学者试可乃已。甄权曰："根、节止汗。"试之无效也，不可从矣。仲景氏曰："先煮麻黄，去上沫。"今汉舶所载而来者，煮之无上沫，共诸药煮之而可也。锉用。

地　黄

主治血证及水病也。

考　征

八味丸证曰：小腹不仁。又曰：小便不利。

上一方，地黄八两。

芎归胶艾汤证曰：漏下。又曰：下血。

上一方，地黄六两。

三物黄芩汤证曰：在草蓐，自发露得风，四肢苦烦热。

上一方，地黄四两。

上历观此三方，主治血及水，而不及其他也。

互　考

芎归胶艾汤、三物黄芩汤、八味丸，皆以地黄为君药，而二方言血证，一方言小便不利。

胶艾汤方中，除地黄之外，有阿胶、当归、芎䓖，均是治血药也。三物黄芩汤，去地黄，则其余无治血药品也。由是观之，古人用地黄，并治血证、水病也，核焉；且也，施治之法，不别血之与水，亦明矣。

辨　误

夫水之与血，其素同类也，亦唯赤则谓之血，白则谓之水耳。余尝读《内经》曰："汗者，血之余也。"问曰："血之余而汗白者，何也？"答曰："肺者，主皮毛也，肺色白也，故汗白也。"此本于阴阳五行，而有害于疾医之道也。疾医之道，殆乎亡也？职斯之由，可悲也哉！夫汗之白也，血之赤也，其所以然，不可得而知也。刃之所触，其创虽浅，血必出也。暑热之酷，衣被之厚，汗必出也。一是皆历皮毛而出者，或为汗，或为血，故以不可知为不可知，置而不论，唯其毒所在而致治焉，斯疾医之道也。后世之医者，以八味丸为补肾剂，何其妄也！张仲景曰："脚气上入少腹不仁者，八味丸主之。"又曰："小便不利者。"又曰："转胞病，利小便则愈。"又曰："短气，有微饮，当从小便去之。"一是皆以利小便为其功。书云："学于古训乃有获。"呜呼，学于古训，斯有获药功矣！

品　考

地黄，本邦处处出焉，其出和州者最多，而与出汉土者无异也，充实为佳。藏器曰："《本经》不言生干、蒸干。"《别录》云："生地黄者，乃新掘鲜者是也。"李时珍曰："熟地黄，乃后人复蒸晒者。"诸家本草皆谓干地黄为熟地黄，而今本邦药铺以干地黄为生地黄，非也。干者，燥干之谓，如干姜是也。生者，新鲜之名，如生姜是也。故古人言生地黄，则必言汁，言之顺也，岂有干而有汁者哉？仲景氏之所用，生、干二品而已。其熟云者，后世之为也，不可用矣。

葶　苈

主治水病也，旁治肺痈、结胸。

考　征

葶苈大枣汤证曰：肺痈，胸满胀，一身面目浮肿。

上一方，葶苈捣丸如弹丸大。

大陷胸丸证曰：结胸。

上一方，葶苈半升。

己椒苈黄丸证曰：肠间有水气。

上一方，葶苈一两。

上历观此三方，一皆是主治水病也，而二方云水病，一方特云结胸。其所谓结胸者，用大陷胸丸，则水利而疾愈。然则葶苈之治水也，明矣。

互　考

或问曰：葶苈大枣汤、桔梗汤、桔梗白散，同治肺痈，而异其方，何也？为则答曰：用桔梗之证，浊唾腥臭，久久吐脓者也。用葶苈之证，浮肿、清涕、咳逆、喘鸣者也。故因其见证而处方，不为病名所绊，斯为得也。

《淮南子》曰："葶苈愈胀。"

为则按：胀是水病也。

品　考

葶苈，有甜、苦二种，而甜者不中用焉。本邦未出苦葶苈也。或曰："关以东间有之。"

大　黄

主通利结毒也，故能治胸满、腹满、腹痛及便闭、小便不利，旁治发黄、瘀血、肿脓。

考　征

大陷胸汤证曰：从心下至少腹，硬满而痛。

上一方，大黄六两。

小承气汤证曰：腹微满，大便不通。

厚朴三物汤证曰：痛而闭者。

大黄甘遂汤证曰：少腹满如敦状，小便微难。

大承气汤证曰：腹满痛者。

大黄硝石汤证曰：黄疸，腹满，小便不利。

桃核承气汤证曰：少腹急结。

大黄牡丹汤证曰：少腹肿痞。

大黄甘草汤证，不具也。

调胃承气汤证曰：腹胀满。又曰：大便不通。

上九方，大黄皆四两。

大黄附子汤证曰：胁下偏痛。

抵当汤证曰：少腹硬满。

大黄黄连泻心汤证曰：心下痞，按之濡。

桂枝加大黄汤证曰：大实痛。

上四方，大黄或三两，或二两、一两，而亦四两之例。

上历观此诸方，张仲景氏用大黄者，特以利毒而已，故各陪其主药，而不单用焉。合厚朴、枳实则治胸腹满，合黄连则治心下痞，合甘遂、阿胶则治水与血，合水蛭、虻虫、桃仁则治瘀血，合黄柏、栀子则治发黄，合甘草则治急迫，合芒硝则治坚块也。学者审诸。仲景方中用大黄者，不止于兹，而以其用之之征，显然著明于兹，故不复游赘也。

辨　误

世医之畏大黄也，不啻如蛇蝎。其言曰："凡用大黄者，虽病则治乎损内而死，切问而无其人。"此承本草之讹而吠声者也，非耶！仲景氏用下剂，其亦多矣。可见，大黄攻毒之干莫①也。今也畏其利而用铅刀，宜哉不能断沉疴也。虽大下之后，仲景氏未尝补也，亦可以见损内之说妄矣。凡药剂之投，拔病之未及以断其根，则病毒之动而未能爽快，仍贯其剂也。毒去而

---

① 干莫：干将、莫邪的简称。有传说云：楚国有人名干将，奉王命炼剑不成，其妻莫邪跳入炉中，化为铁水，遂成干将、莫邪二剑。

后爽快，虽千万人亦同。世医素畏下剂，故遽见其毒未去也，以为元气虚损，岂不亦妄哉？

品　考

大黄，汉土产有两品。黄色而润实者为良，所谓"锦纹大黄"也。本邦近者有称"汉种大黄"者也，其效较劣矣。锉用。

大　戟

主利水也，旁治掣痛、咳烦。

考　征

十枣汤证曰：引胁下痛。又曰：咳烦。

互　考

《淮南子》曰："大戟去水。"

品　考

大戟，汉产有两品，绵大戟为良也。本邦之产，其效较劣。

甘　遂

主利水也，旁治掣痛、咳烦、短气、小便难、心下满。

考 征

十枣汤证曰：引胸下痛、干呕、短气。又曰：咳烦。

大黄甘遂汤证曰：小便微难。

甘遂半夏汤证曰：虽利，心下续坚满。

大陷胸汤证曰：短气、躁烦。又曰：心下满而硬痛。

上四方，其用甘遂，或三枚，或二两，或一钱也。

为则按：芫花、大戟、甘遂，同是利水，而甘遂之效最胜矣。

品 考

甘遂，汉产为胜，本邦所产，其效较劣。

附 子

主逐水也，故能治恶寒，身体、四肢及骨节疼痛，或沉重，或不仁，或厥冷，而旁治腹痛、失精、下利。

考 征

大乌头煎证曰：绕脐痛，若发则自出汗，手足厥冷。

乌头汤证曰：历节疼痛，不可屈伸。

乌头桂枝汤证曰：腹中痛，逆冷，手足不仁。

上三方，乌头皆五枚，而为君药也。

桂枝附子汤证曰：身体疼痛，不能自转侧。

桂枝附子去桂加术汤证曰：前证而小便自利。

大黄附子汤证曰：胁下偏痛。

天雄散，证阙。（说在"术"部）

上四方，附子皆三枚。

桂枝甘草附子汤证曰：疼烦，不得屈伸。

附子汤证曰：背恶寒。又曰：身体痛，手足寒，骨节痛。

上二方，附子皆二枚。

四逆汤证曰：下利清谷不止，身疼痛。又曰：手足厥冷。

真武汤证曰：腹痛。又曰：四肢沉重、疼痛，自下利。

桂枝加附子汤证曰：四肢微急，难以屈伸。

桂枝去芍药加附子汤证曰：恶寒。

附子粳米汤证曰：切痛。

麻黄附子甘草汤证，不具也。（说在"麻黄"部）

麻黄附子细辛汤证，不具也。（说在"细辛"部）

附子泻心汤证曰：恶寒。

桂姜草枣黄辛附汤证，不具也。（说在"术"部）

上九方，附子皆一枚，

上历观此诸方，其证一是皆水病也，"桂枝附子去桂加术汤"条曰："一服觉身痹，半日许再服，三服都尽，其人如冒状。"勿怪，即是术、附并走皮中，逐水气，未得除故耳。"乌头桂枝汤"条曰："初服二合，不知，即服三合，又不知，复加至五合。"其知者如醉状，得吐者为中病也，此二者言附子逐水、瞑眩之状也。凡附子中病，则无不瞑眩，甚者脉绝，色变如死人状，顷刻吐出水数升，而其所患者顿除也。余尝于乌头煎知之，附子之逐水也，明矣。

互 考

凡附子、大戟、甘遂之类，同逐水气，而其用之也，随毒所在。附子主水气，而骨节及身体疼痛不可屈伸者，大戟、甘遂则未必然矣。

桂枝加附子汤，附子一枚。桂枝附子汤，附子三枚。四肢微急，难以屈伸者，用附子一枚。身体疼烦，不能自转侧者，用附子三枚。随其痛剧，易附子亦有多少，则附子之功，可得而知也。

《本草纲目》曰："天雄散治失精。"其说曰"暖水脏，益精"，误矣。仲景以天雄逐水耳。精也，水脏也，造化之主，暖之，益之，非人力之所及也。

辨 误

《本草纲目》曰："附子性大热。"又云："大温。"夫味之辛、酸、苦、甘、咸，食而可知也；性之寒、热、温、凉，尝而不可知也。以不可知也为知，一测诸臆，其说纷纷，吾孰适从？夫仲景用附子以逐水为主，而不拘热之有无也。若麻黄附子细辛汤、大黄附子汤，其证岂得谓之无热乎？学者察诸。

孔子曰："名不正，则言不顺。"有是哉！今所谓中风者，非古所谓中风也。仲景氏曰："头痛发热，恶风有汗者，名曰中风。"今所谓中风，则肢体不遂者，而其说昉于《金匮要略》及《千金方》。于是，世之医者，因《金匮》《千金》之方，治其所谓中风者，故无效。王安道以其无效也，而设一论，更建曰"类中风"。盖类也者，类似也。而《金匮》《千金》之所谓"中风"，岂类《伤寒论》之所谓"中风"乎？不类也，宜其不得其治也。为则朝夕苦思，参考仲景氏之方，今所谓中风者，身体疼痛不仁，而往往附子之证也，今举一二而征焉。乌头桂枝汤证曰：手足不仁，身疼痛也。去桂加术汤证曰：身体疼烦，不能自转侧。桂枝加附子汤证曰：四肢微急，难以屈伸。今有此证而用此方，无一不中，中则瞑眩，疾乃瘳。吾故曰：今所谓中风者，非古所谓中风，而仲景氏用附子剂者也，不可不知矣。

品　考

附子，今用本邦之乌头也。出于奥州南部津轻松前者，是为上品。今汉客来鬻者，盐藏而非自然之物也，其功能不与古人所论同也。李时珍曰："及一两者难得，但得半两以上者皆良。"今汉客来鬻者，大及二两，小不下半两。本邦之乌头，与时珍所说，其轻重只同，而其效与古人之所用亦只同也，于是乎吾不用彼而用此也。《博物志》曰："乌头、附子、天雄，一物也。"《广雅》曰："奚毒，附子也。一年为侧子，二年为乌喙，三年为附子，四年为乌头，五年为天雄。"

为则按：其效皆同，而后世辨别之不可从矣。锉用。

半 夏

主治痰饮、呕吐也，旁治心痛、逆满、咽中痛、咳悸、腹中雷鸣。

考 征

大半夏汤证曰：呕吐。

上一方，半夏二升。

小半夏汤证曰：呕吐，谷不得下。

小半夏加茯苓汤证曰：呕吐。又云：眩悸。

半夏厚朴汤证曰：咽中如有炙脔。

上三方，半夏皆一升。

半夏泻心汤证曰：呕而肠鸣。

生姜泻心汤证曰：胁下有水气，腹中雷鸣。

甘草泻心汤证曰：腹中雷鸣。又云：干呕。

小柴胡汤证曰：呕。又云：咳。又云：心下悸。

大柴胡汤证曰：呕不止。

小青龙汤证曰：心下有水气，干呕，发热而咳。又曰：吐涎沫。

葛根加半夏汤证曰：呕。

黄芩加半夏生姜汤证曰：干呕。

越婢加半夏汤证曰：咳。

苓甘姜味辛夏汤证曰：呕。

栝楼薤白半夏汤证曰：心痛。

黄连汤证曰：欲呕吐。

附子粳米汤证曰：腹中雷鸣。又云：逆满，呕吐。

小陷胸汤证曰：结胸病，正在心下，按之则痛。

上十四方，半夏皆半升。

半夏苦酒汤证曰：咽中伤，生疮。

甘遂半夏汤证曰：心下续坚满。

上二方，半夏十四枚，或十二枚，近半升。

半夏散证曰：咽中痛。

半夏干姜散证曰：干呕吐逆，吐涎沫。

半夏麻黄丸证曰：心下悸。

上三方，半夏诸药等分。

上历观此诸方，半夏主治痰饮、呕吐也，明矣。其余诸证，呕而有痰者，一是皆半夏治焉。

互　考

呕者，生姜主之。呕而有痰者，半夏主之。

小半夏汤、五苓散，其所治大同而小异。小半夏汤治呕吐有痰饮者，五苓散治呕吐而小便不利也。

大半夏汤证，其载《金匮要略》者，盖非古也，今从《外台秘要》之文。

辨　误

余尝读《本草纲目》"半夏"条曰："孕妇忌半夏，为其燥津液也。"不思之甚矣。古语有之曰："有故无损。"此证而用此药，夫何忌之有？自后人为妊娠而建其药之禁忌也，终使有其证者，不得用其药，悲夫！夫妊娠者，人为而天赋也，故仲景氏无有养胎之药，娩身之后亦然。故方其有疾而药也，不建禁忌，故妊娠呕吐不止者，仲景氏用干姜人参半夏丸。余亦尝治孕妇留饮挛痛者，与十枣汤数剂，及期而娩，母子无害也。古语所谓"有故无损"者，诚然，诚然！孕妇忌半夏，徒虚语耳。

品　考

半夏，和、汉无别。锉用焉。世医姜汁制之，此因本草入毒草部，而恐畏其毒，遂杀其能者也，不可从矣。

芫　花

主逐水也，旁治咳、掣痛。

考　征

十枣汤证曰：引胁下痛。又曰：咳。

张仲景氏用芫花，莫过于十枣汤也。为则试服芫花一味，必大泻水，则其逐水也，明矣。

辨　误

《本草》"芫花"条，慎微曰："《三国志》云：魏初平中，有青牛先生常服芫花，年百余岁，常如五六十。"时珍曰："芫花乃下品毒物，岂堪久服？此方外迂怪之言，不足信也。"为则曰：方外迂怪之说，固无论于疾医之道也。"下品毒物，岂堪久服？"时珍过矣，时珍过矣！有病毒而毒药以攻之，岂不堪久服邪？学者勿眩焉。

品　考

芫花，汉产为良，本邦亦出焉。本邦所产，今之所鬻者，颇多伪也，不可不正矣。本邦俗称"志"，计武志是真芫花也。

五味子

主治咳而冒者也。

考 征

小青龙汤证曰：咳。

苓桂五味甘草汤证曰：时复冒。

上二方，五味子皆半升。

上观此二方，则五味子所主治也，咳而冒者，明矣。

互 考

五味子、泽泻皆主治冒者，而有其别，五味子治咳而冒者，泽泻治眩而冒者也。

辨 误

余尝读本草，有五味子收肺补肾之言，是非疾医之言也。原其为说，由五脏生克而来也。夫疾医之道息，而邪术起，臆测之说，于是乎行，无益于治也，不可从矣。

品 考

五味子，朝鲜之产，是为上品，汉次之。本邦之产，其品稍劣。锉用。

栝楼实

主治胸痹也，旁治痰饮。

考 征

小陷胸汤证曰：结胸。

栝楼薤白白酒汤证曰：胸痹，喘息、咳唾。

栝楼薤白半夏汤证曰：胸痹，不得卧。

枳实薤白桂枝汤证曰：胸痹。

上四方，栝楼实皆一枚。

上历观此诸方，其治胸痹及痰饮也，明矣。所谓胸痹者，胸膈痞塞是也。

互 考

"枳实薤白桂枝汤"条曰：胸痹，云云，枳实薤白桂枝汤主之，人参汤亦主之。《金匮要略》往往有此例，此非仲景之古也。夫疾医之处方也，各有所主，岂可互用乎？胸痹而胸满上气、喘息、咳唾，则枳实薤白桂枝汤主之；胸痹而心下痞硬，则人参汤主之，此所以不可相代也。学者思诸。

品 考

栝楼实，颂曰："其形有正圆者，有锐而长者，功用皆同，今用世所谓玉章者。"李时珍曰："栝楼，古方全用，后世乃分子、瓣各用。"今从古也。

葛　　根

主治项背强也，旁治喘而汗出。

考　征

葛根黄连黄芩汤证曰：喘而汗出。（说在"互考"中）

上一方，葛根半斤。

葛根汤证曰：项背强。

葛根加半夏汤证，不具也。（说在"互考"中）

桂枝加葛根汤证曰：项背强。

上三方，葛根皆四两。

为则曰：葛根主治项背强急也，葛根汤及桂枝加葛根汤皆足以征焉。

互　考

葛根黄连黄芩汤，其用葛根最多，而无项背强急之证，盖阙文也。施诸下利、喘而汗出者，终无有效也；项背强急而有前证者，即是影响也。其文之阙，斯可知也耳矣。

"葛根加半夏汤"条曰：太阳与阳明合病。此非疾医之言也，不取焉。葛根汤证而呕者，此方即主之也。

品　考

葛根，和、汉无异种，药铺所谓生、干者，是为良也。锉用。

防　己

主治水也。

考　征

木防己汤证曰：支饮。

防己茯苓汤证曰：四肢肿。

防己黄芪汤证曰：身重。又曰：肿及阴。

上三方，防己皆四两。

己椒苈黄丸证曰：肠间有水气。

上一方，防己一两。

上历观此诸方，其治水也，明矣，未见施诸他证者也。

互　考

木防己汤，人参为君，故治心下痞坚而有水者。防己茯苓汤，茯苓为君，故治四肢聂聂动而水肿者。防己黄芪汤，黄芪为君，故治身重、汗出而水肿者。仲景氏用防己，未见以为君药者也，而其治水也，的然明矣。

品 考

防己，有汉、木二种，余家用所谓"汉防己"者也。

为则按：木防己出汉中者，谓之汉防己，譬如汉术、辽五味子也。后世歧而二之，其茎谓之木防己，可谓误矣。余试用所谓"木防己"者，终无寸效；而所谓汉防己者，能治水也，于是断乎用之。陶弘景曰："大而青白色、虚软者好，黑点、木强者不佳。"李当之曰："其茎如葛蔓延，其根外白内黄，如桔梗，内有黑纹，如车辐解者良。"颂曰："汉中出者，破之，纹作车辐解，黄实而香，茎梗甚嫩，苗叶小类牵牛。折其茎，一头吹之，气从中贯，如木通然。它处者，青白、虚软，又有腥气，皮皱，上有丁足子，名木防己。"苏恭曰："木防己，不任用也。"

香 豉

主治心中懊憹也，旁治心中结痛及心中满而烦也。

考 征

枳实栀子豉汤证，不具也。（说在"互考"中）

栀子大黄豉汤证曰：心中懊憹。

上二方，香豉皆一升。

栀子豉汤证曰：心中懊憹。又曰：胸中窒。又曰：

心中结痛。

栀子甘草豉汤证，不具也。（说在"互考"中）

栀子生姜豉汤证，不具也。（说在"互考"中）

上三方，香豉皆四合。

瓜蒂散证曰：心中满而烦。

上一方，香豉一合。

上历观此诸方，其主治心中懊憹也，明矣。

互　考

"枳实栀子豉汤"条，无心中懊憹证。

为则按：栀子大黄豉汤证，此枳实栀子豉汤而加大黄者，而其条有心中懊憹之证。心中懊憹，固非大黄所主治也。然则"枳实栀子豉汤"条，其脱心中懊憹之证也，明矣。

栀子甘草豉汤、栀子生姜豉汤，是栀子豉汤加味之方也，故每章之首，冠以"若"字焉。心中懊憹而少气者，栀子甘草豉汤；心中懊憹而呕者，栀子生姜豉汤，斯可以知已。

辨　误

栀子豉汤方后，皆有"一服得吐，止后服"七字，世医遂误以为吐剂，不稽之甚。为则试之，特治心中懊憹耳，未尝必吐也。且心中懊憹而呕者，本方加用生姜，其非为吐剂也，亦可以见矣。《伤寒论集注》曰："旧本有'一服得吐，止后服'七字，此因瓜蒂散中有香豉，而误传于此也，今为删正。"余亦从之。

品 考

香豉，李时珍曰："造淡豉法，用黑大豆二三斗，六月中淘净，水浸一宿，沥干，蒸熟，取出摊席上，候微温，蒿覆，每三日一看，候黄衣上遍，不可大过，取晒，簸净，以水拌之，干湿得所，以汁出指间为准，安瓮中，筑实，桑叶盖，厚三寸，密封泥，于日中晒七日，取出，曝一时，又以水拌入瓮，如此七次，再蒸过，摊去火气，瓮收，筑，封，即成矣。"

泽 泻

主治小便不利、冒眩也，旁治渴。

考 征

泽泻汤证曰：心下有支饮，其人苦冒眩。

五苓散证曰：小便不利，微热，消渴。

上二方，以泽泻为君药。泽泻汤，泽泻五两。五苓散，一两六铢半。

茯苓泽泻汤证曰：吐而渴欲饮水。

上一方，泽泻四两。

八味丸证曰：小便不利。又曰：消渴，小便反多。

上一方，泽泻三两。

猪苓汤证曰：渴欲饮水，小便不利。

上一方，泽泻一两。

牡蛎泽泻散证曰：从腰以下有水气。

上一方，用泽泻与余药等分。茯苓泽泻汤以下四方，以泽泻为佐药也。

上历观此诸方，泽泻所主治也，不辨而明矣。

互 考

泽泻、五味子同治冒，而有其别也。说见于"五味子"部中。

辨 误

陶弘景曰："泽泻久服则无子。"陈日华曰："泽泻催生，令人有子。"李时珍辨之，其论详于《本草纲目》。夫怀孕，妇人之常也，而有病不孕，故其无病而孕者，岂其药之所能得失乎？三子不知此义，可谓谬矣。余尝治一妇人，年三十有余，病而无子，有年于兹，诸医无如之何。余为诊之，胸膈烦躁，上逆而渴，甚则如狂，乃与石膏黄连甘草汤，并以滚痰丸服之。周岁，诸证尽愈。其父大喜，以语前医。前医曰："治病则可，而不仁也。"曰："何谓也？"曰："多服石膏，无子也，是绝妇道也，非不仁而何？"其父愕然，招余诘之。余答曰："医者掌疾病者也。而孕也者，人为而天赋，医焉知其有无哉？且彼人之言，子何不察焉？彼人疗之十有三年而不能治之，彼岂预知其来者乎？"其父曰："然。"居顷之。其妇人始孕也，弥月而娩，母子无恙。余故曰："妇人无病则孕，非医之所能得失也。"

品　考

泽泻，本邦仙台所出者，是为良也。锉用。

薏苡仁

主治浮肿也。

考　征

薏苡附子散证，不具也。

上一方，薏苡仁十五两。

薏苡附子败酱散证曰：腹皮急，按之濡，如肿状。

上一方，薏苡仁十分。

麻黄杏仁薏苡甘草汤证，不具也。

上一方，薏苡仁半两。

互　考

薏苡附子散证，不具也，而薏苡附子败酱散言"如肿状"，则主治浮肿明矣，麻黄杏仁薏苡甘草汤，亦就麻黄杏仁甘草石膏汤而去石膏，加薏苡，则用之于咳喘、浮肿可也。

品　考

薏苡仁，和、汉无别，田野、水边，处处多有焉，本交趾之种，马援载还也。本邦有二种，其壳厚，无芽，以为念经数珠，不中用药也；有芽尖而壳薄，即薏苡也，俗传其种弘法师之所将来也，因号"弘法麦"。

薤　白

主治心胸痛而喘息、咳唾也，旁治背痛、心中痞。

考　征

栝楼薤白白酒汤证曰：喘息，咳唾，胸背痛。

枳实薤白桂枝汤证曰：胸痹，心中痞。

上二方，薤白皆半升。

栝楼薤白半夏汤证曰：心痛彻背。

上一方，薤白三两。

上历观此三方，薤白所主治也，不辨而明矣。

品　考

薤白，有赤、白二种，白者为良。李时珍曰："薤叶状似韭。韭叶中实而扁，有剑脊；薤叶中空，似细葱叶而有棱，气亦如葱。二月开细花，紫白色，根如小蒜，一本数颗，相依而生。五月叶青则掘之，否则肉不满也。"

干 姜

主治结滞水毒也，旁治呕吐、咳、下利、厥冷、烦躁、腹痛、胸痛、腰痛。

考 征

大建中汤证曰：心胸中大寒痛，呕不能饮食。

苓姜术甘汤证曰：身体重，腰中冷。又云：腰以下冷痛。

半夏干姜散证曰：干呕，吐逆，吐涎沫。

上三方，干姜或四两，或诸药等分。

人参汤证曰：喜唾。又曰：心中痞。

通脉四逆汤证曰：下利清谷。又曰：手足厥逆。又云：干呕。

小青龙汤证曰：心下有水气，干呕。又云：咳。

半夏泻心汤证曰：呕而肠鸣。

柴胡姜桂汤证曰：胸胁满。又云：心烦。

黄连汤证曰：腹中痛，欲呕吐。

苓甘五味姜辛汤证曰：咳，胸满。

干姜黄连黄芩人参汤证曰：吐下。

六物黄芩汤证曰：干呕，下利。

上九方，干姜皆三两。

栀子干姜汤证曰：微烦。

甘草干姜汤证曰：厥，咽中干，烦躁，吐逆。

干姜附子汤证曰：烦躁，不得眠。

上三方，干姜二两、一两，而四两之例。

四逆汤证曰：下利清谷。又曰：手足厥冷。

上一方，干姜一两半，而三两之例。

桃花汤证曰：下利。

干姜人参半夏丸证曰：呕吐不止。

上二方，干姜一两，而三两之例。

上历观止诸方，其呕吐者、咳者、痛者、下利者等，皆水毒之结滞者也。

互　考

孙思邈曰："无生姜，则以干姜代之。"以余观之，仲景氏用生姜、干姜，其所主治，大同而小异，生姜主呕吐，干姜主水毒之结滞者也，不可混矣。

辨　误

《本草》以干姜为大热，于是世医皆谓四逆汤方中姜、附热药也，故能温厥冷，非也。按：厥冷者，毒之急迫也，故甘草以为君，而姜、附以为佐，其用姜、附者，以逐水毒也，何热之有？京师二条路白山街，有嘉兵卫者，号近江铺，其男年始十有三，一朝而下利，及至日午，无知其行数，于是神气困冒。医为独参汤与之。及至日晡所，手足厥冷，医大惧，用姜、附益多，而厥冷益甚，诸医皆以为不治。余为诊之，百体无温，手足擗地，烦躁而叫号，如有腹痛之状，当脐有动，手不可近。余乃谓曰："是毒也，药可以治。焉知其死生，则我不知之也。虽然，今治亦死，不治亦死，等死，死治可乎？"亲戚许诺。乃与大承气汤（一帖之重十二钱），一服不知，复与，厥冷则变为热。三服而神色反正，下利减半。服十日所，诸证尽退。由是观之，医之于事，知此药，解此毒耳。毒之解也，厥冷者温，大热者凉。若以厥冷复常为热药，则大黄、芒硝亦为热药乎？药物之寒热温凉不可论，斯可以知已。

品　考

干姜，本邦之产有二品，曰"干生姜"，曰"三河干姜"。所谓"干生姜"者，余家用之；所谓"三河干姜"者，余家不用之。

杏　仁

主治胸间停水也，故治喘咳，而旁治短气、结胸、心痛、形体浮肿。

考　征

麻黄汤证曰：无汗而喘。

上一方，杏仁七十个。

苓甘姜味辛夏仁汤证曰：形肿者，加杏仁。

上一方，杏仁半斤。

茯苓杏仁甘草汤证曰：胸中气塞、短气。

麻黄杏仁甘草石膏汤证曰：喘。

桂枝加厚朴杏子汤证曰：喘。

上三方，杏仁皆五十个。

大青龙汤证曰：咳喘。

麻黄杏仁薏苡甘草汤证，不具也。（说在《类聚方》）

上二方，杏仁四十个，二两而五十个之例。

大陷胸丸证曰：结胸者，项亦强。

走马汤证曰：心痛。

上二方，杏仁诸药等分。

上历观止诸方，杏仁主治胸间停水也，明矣。

互　考

杏仁、麻黄同治喘，而有其别，胸满不用麻黄，身疼不用杏仁。其二物等用者，以有胸满、身疼二症也。

《金匮要略》曰：胸痹，云云，茯苓杏仁甘草汤主之，橘枳姜汤亦主之。

为则按：胸痹、短气、筋惕肉瞤、心下悸者，茯苓杏仁甘草汤主之。胸痹、呕吐、呃逆者，橘皮枳实生姜汤主之。二方治一证，非古之道也。"栝楼实"条既辨明之，今不赘于兹也。

— 76 —

品　考

杏仁，和、汉无异品也。制之之法，去皮，不去尖。

大　枣

主治挛引强急也，旁治咳嗽、奔豚、烦躁、身疼胁痛、腹中痛。

考　征

十枣汤证曰：引胁下痛。又曰：咳烦，胸中痛。

葶苈大枣汤证曰：咳逆上气，喘鸣迫塞。又曰：不得息。

上二方，以大枣为君药，一则十枚，一则十二枚。

苓桂甘枣汤证曰：俗作"奔豚"。

越婢汤证，不具也。（说在《类聚方》）

生姜甘草汤证，不具也。（说在"互考"中）

上三方，大枣皆十五枚。

甘麦大枣汤证曰：脏躁，喜悲伤。

上一方，大枣十枚。

小柴胡汤证曰：颈项强。又云：胁痛。

小建中汤证曰：急痛。

大青龙汤证曰：身疼痛，汗不出而烦躁。

黄连汤证曰：腹中痛。

葛根汤证曰：项背强。

黄芩汤证，不具也。（说在《类聚方》）

桂枝加黄芪汤证曰：身疼重，烦躁。

吴茱萸汤证曰：烦躁。

上八方，大枣皆十二枚。

上历观此诸方，皆其所举诸证，而有挛引强急之状者，用大枣则治矣，不则无效也。且也，十枣汤，大枣为君药，而有引痛证，斯可以为征也。

互　考

"甘麦大枣汤"条有喜悲伤证，此毒之逼迫也，故用大枣以治挛引强急，用甘草、小麦以缓迫急也。

"苓桂甘枣汤"条有奔豚证，此其毒动而上冲，有挛引强急之状者，故用大枣也。

生姜甘草汤证曰：咳唾涎沫不止。

为则按：若之人患胸中有挛引强急之状，故用大枣居多也。

为则按：仲景氏用大枣、甘草、芍药，其证候大同而小异，要在自得焉耳。

辨　误

大枣养脾胃之说，非古也，不取焉。古人云：攻病以毒药，养精以谷肉果菜。夫攻之与养，所主不同，一物而二义。如曾晳①之于羊枣，好而食之，是养也；如十枣汤用大枣，恶而不避，是攻也。无他嗜好之品，而充食用，则为养也；而充药物，则为攻也。十枣汤，大枣为君，而治挛引强急，岂以为养哉？

品　考

大枣，汉种者为良，其品核小而肉厚也。不去核而锉用之。

橘　　皮

主治呃逆也，旁治胸痹停痰。

考　征

橘皮竹茹汤证曰：哕逆。（哕者，呃之谓也）

上一方，橘皮二斤。

橘皮枳实生姜汤证曰：胸痹。（说在"杏仁"部中）

上一方，橘皮一斤。

橘皮汤证曰：哕。

上一方，橘皮四两。

茯苓饮证曰：心胸中有停痰。

---

① 曾晳：又称曾点，字子晳，春秋末年鲁国南武城人。孔门七十二贤之一。

上一方，橘皮二两半。

上历观此诸方，主治呃逆也，明矣。胸痹者，停痰者，其有呃逆之证，则橘皮所能治也。

品　考

橘皮，近世间以柑子代橘皮，非也，可选用焉。真橘树者，余观之于和州春日祠前，于远州见附驿也。

吴茱萸

主治呕而胸满也。

考　征

吴茱萸汤证曰：呕而胸满。

上一方，吴茱萸一斤。

品　考

吴茱萸，无赝物。

瓜　蒂

主治胸中有毒，俗吐而不吐也。

考　征

瓜蒂散证曰：胸中痞硬，气上冲咽喉，不得息者。又曰：心中满而烦，而不能食者，病在胸中。

上一方，瓜蒂一分。

品　考

瓜蒂，宗奭、时珍以为甜瓜蒂。试之，无寸效也。又有一种，名柿瓜，其种殊少，而其形如柿。又有一种，如柿瓜，而皮上有毛者。其始皆大苦而不可食也，及熟则尤甜美，其蒂甚苦，有效，可用。《三才图会》①所谓"青瓜"也，本邦越前之产，是为良也。

桂　枝

主治冲逆也，旁治奔豚、头痛、发热、恶风、汗出、身痛。

考　征

桂枝加桂汤证曰：气自少腹上冲心。

上一方，桂枝五两。

桂枝甘草汤证曰：其人叉手自冒心，心下悸，欲得按。

桂枝甘草附子汤证，不具也。（说在"互考"中）

苓桂甘枣汤证曰：欲作奔豚。

苓桂五味甘草汤证曰：气从少腹上冲胸咽。

---

① 《三才图会》：又名《三才图说》，由明朝人王圻及其子王思义撰写的百科式图录类书。

桂枝附子汤证，不具也。（说在"互考"中）

上五方，桂枝皆四两。

桂枝汤证曰：上冲。又曰：头痛发热，汗出恶风。

苓桂术甘汤证曰：气上冲胸。

上二方，桂枝皆三两。

上历观此诸方，桂枝主治冲逆也，明矣。头痛发热之辈，其所旁治也。仲景之治疾，用桂枝者居十之七八，今不枚举焉。

互　考

桂枝甘草汤证曰：其人叉手自冒心。

为则按：叉手冒心者，以悸而上冲故也。

"桂枝甘草附子汤"条无上冲证。

为则按：此方，桂枝甘草汤而加附子者也。"桂枝甘草汤"条有上冲证，然则此汤亦当有上冲证。其脱此证也，明矣。

桂枝附子汤，用桂枝多于桂枝加附子汤，而无上冲证，盖阙文也。"桂枝加附子汤"条，犹有桂枝之证，况于此汤而可无桂枝之证乎？

辨　误

范大成《桂海志》云："凡木叶心皆一纵理，独桂有两道如圭形，故字从之。"陆佃《埤雅》云："桂犹圭也，宣导百药，为之先聘通使，如执圭之使也。"

为则按：制字之说，范为得之，盖以其所见而言之也。陆则失矣，盖以臆测之，而强作之说也，不可从矣。

《伤寒论》曰"桂枝本为解肌"，非仲景氏之意也，不取，此盖注误入本文者也。

宗奭曰："汉·张仲景以桂枝汤治伤寒表虚。"是不善读《伤寒论》之过也。《伤寒论》中间说表里虚实，非疾医之言也，盖后人所掺入也。凡仲景之用桂枝，以治上冲也。"桂枝汤"条曰：上冲者，可与桂枝汤；若不上冲者，不可与之。"桂枝加桂汤"条曰：气从少腹上冲心。又按："去桂加术汤"条曰：小便自利。由是观之，上冲则用桂，下降则否，斯可以见已。且虚实之说，仲景所言，不失古训；而后人所掺入，则不合古训。宗奭不善读书，而妄为之说，过矣！

品　考

桂枝，气味辛辣者，为上品也。李杲以气味厚薄分桂枝、肉桂，遂构上行、下行之说，是臆测也，不可从矣。桂枝也，肉桂也，桂心也，一物而三名也。桂心之说，陈藏器、李时珍得之。

厚　朴

主治胸腹胀满也，旁治腹痛。

考 征

大承气汤证曰：腹胀满。又曰：腹中满痛。

厚朴三物汤证曰：痛而闭。

厚朴七物汤证曰：腹满。

厚朴生姜甘草半夏人参汤证曰：腹胀满。

上四方，厚朴皆半斤。

枳实薤白桂枝汤证曰：胸满。

栀子厚朴汤证曰：腹满。

上二方，厚朴皆四两。

半夏厚朴汤证曰：咽中如有炙脔。

上一方，厚朴三两。

小承气汤证曰：腹大满不通。

上一方，厚朴二两。

上历观此诸方，厚朴主治胀满也，明矣。

互 考

"厚朴三物汤"条无腹满证。此汤即大承气汤而无芒硝者也，然则有腹满证也可知已。其无芒硝者，以无坚块也。

辨 误

张元素曰："厚朴虽除腹胀，若虚弱人，宜斟酌用之，误则脱人之元气也。"为则曰：是无稽之言也。古语曰：攻病以毒药。方疾之渐也，元气为其所抑遏，医以毒药攻之,毒尽而气旺,何怖之有?请举其征。

大承气汤,厚朴为君,而有此汤之证者,多乎不能食、神气不旺者,于是施以此汤,则毒除也。毒除能食,能食气旺,往往而然也。厚朴脱人之元气,徒虚语耳!

品 考

厚朴,汉产为良。本邦所产,非真厚朴也,不堪用矣。或云:本邦之产有二种,其一则冬月叶不落,是与汉土所产同,比睿山有之。

枳 实

主治结实之毒也,旁治胸满、胸痹,腹满、腹痛。

考 征

枳术汤证曰:心下坚大如盘。

上一方,枳实七枚。

枳实芍药散证曰:腹痛,烦满。

上一方,枳实诸药等分。

桂枝枳实生姜汤证曰:心悬痛。

大承气汤证曰:腹胀满。

厚朴三物汤证曰:痛而闭。

厚朴七物汤证曰:腹满。

栀子大黄豉汤证曰:热痛。

上五方,枳实皆五枚。

大柴胡汤证曰：心下急，郁郁微烦。

枳实薤白桂枝汤证曰：胸满。

栀子厚朴汤证曰：心烦，腹满。

上三方，枳实皆四枚。

小承气汤证曰：腹大满不通。

枳实栀子豉汤证，不具也。（说在"互考"中）

橘皮枳实生姜汤证曰：胸痹。

上三方，枳实皆三枚。

上历观此诸方，枳实主治结实之毒也，明矣。

互 考

仲景氏用承气汤也，大实大满，结毒在腹，则大承气汤，其用枳实也五枚；唯腹满不通，则小承气汤，其用枳实也三枚。枳实主治结实，斯可以见已。

枳实栀子豉汤，其证不具也。

为则按：栀子、香豉主治心中懊侬，而更加枳实，则其有胸满之证也，明矣。

品 考

枳实，本邦所产称枳实者，不堪用也。汉土之产，亦多赝也，不可不择焉。《本草纲目》诸家歧枳实、枳壳而为之说，非古也，吾则从仲景氏也。

栀　子

主治心烦也，旁治发黄。

考　征

大黄硝石汤证曰：黄疸。

栀子柏皮汤证曰：身黄。

上二方，栀子皆十五枚。

栀子豉汤证曰：烦。

栀子甘草豉汤证，不具也。（说在"香豉"部中）

栀子生姜豉汤证，不具也。（说在"香豉"部中）

枳实栀子豉汤证，不具也。（说在"枳实"部中）

栀子厚朴汤证曰：心烦。

栀子干姜汤证曰：微烦。

茵陈蒿汤证曰：心胸不安，久久发黄。

上七方，栀子皆十四枚。

栀子大黄豉汤证曰：黄疸。

上一方，栀子十二枚。

上历观此诸方，栀子主治心烦也，明矣。发黄者，其所旁治也，故无心烦之证者而用之，则未见其效矣。

互　考

栀子大黄豉汤，栀子十二枚。

为则按：当作"十四枚"，是栀子剂之通例也。

为则按：香豉以心中懊恼为主，栀子则主心烦也。

辨　误

《本草》诸说，动辄以五色配五脏，其说曰：栀子色赤，味苦入心而治烦。又曰：栀子治发黄，黄是土色，胃主土，故治胃中热气。学者取其然者，而莫眩其所以然者，斯为可矣。

品　考

栀子，处处出焉。锉用。

酸枣仁

主治胸膈烦躁，不能眠也。

考　征

酸枣仁汤证曰：虚烦不得眠。

为则按："虚烦"当作"烦躁"。

上一方，酸枣仁二升。

辨　误

时珍曰："熟用不得眠，生用好眠。"误矣！眠与不眠，非生、熟之所为也，乃胸膈烦躁，或眠，或不眠者，服酸枣仁则皆复常矣。然则酸枣仁之所主，非主眠与不眠也。而历代诸医以此立论，误也，以不知人道也。夫人道者，人之所能为也。非人之所能为者，非人道也。学圣人之道，然后始知之。盖眠者、寤者，造化之主也，而非人之为也。而烦躁者，毒之为而人之造也，酸枣能治之。故胸膈烦躁，或寤而少寐，或寐而少寤，予不问酸枣之生、熟，用而治之，则烦躁罢而寤寐复故。呜呼，悲哉，圣人之世远人亡！历代之学者，其解圣经，往往以天事混之于人事，故其论可闻而行不可知也，人而不人，医而不医。吾党小子慎之，勿混造化与人事矣。

品 考

酸枣仁，和、汉共有焉，汉产为良也。

茯 苓

主治悸及肉瞤筋惕也，旁治小便不利、头眩、烦躁。

考 征

苓桂甘枣汤证曰：脐不悸。

茯苓戎盐汤证，不具也。（说在"互考"中）

茯苓泽泻汤证，不具也。（说在"互考"中）

上三方，茯苓皆半斤。

防己茯苓汤证曰：四肢聂聂动。

茯苓四逆汤证曰：烦躁。

上二方，茯苓皆六两。

茯苓杏仁甘草汤证，不具也。（说在"互考"中）

上一方，茯苓三两，而亦六两之例。

苓桂术甘汤证曰：身为振振摇。又云：头眩。

苓桂五味甘草汤证曰：小便难。

苓姜术甘汤证，不具也。（说在"互考"中）

木防己去石膏加茯苓芒硝汤证，不具也。（说同上）

小半夏加茯苓汤证曰：眩悸。

半夏厚朴汤证，不具也。（说在"互考"中）

上六方，茯苓皆四两。此外，苓桂剂颇多，今不枚举焉。

茯苓甘草汤证曰：心下悸。

上一方，茯苓二两，而亦四两之例。

茯苓饮证，不具也。（说在"互考"中）

栝楼瞿麦丸证曰：小便不利。

葵子茯苓散证曰：头眩。

真武汤证曰：心下悸，头眩，身𤖢动。

附子汤证，不具也。（说在"互考"中）

桂枝去桂加茯术汤证曰：小便不利。

上六方，茯苓皆三两。

五苓散证曰：脐下有悸，吐涎沫而癫眩。

上一方，茯苓十八铢。

猪苓汤证曰：小便不利，心烦。

桂枝茯苓丸证曰：胎动。（说在"互考"中）

上二方，茯苓诸药等分。

上历观此诸方，曰心下悸，曰脐下悸，曰四肢聂
聂动，曰身𥆧动，曰头眩，曰烦躁，一是皆悸之类也。
小便不利而悸者，用茯苓则治；其无悸证者而用之，
则未见其效。然则悸者，茯苓所主治；而小便不利者，
则其旁治也。头眩、烦躁亦然。

互 考

茯苓戎盐汤、茯苓泽泻汤，各用茯苓半斤以为主
药，而不举茯苓之证。苓桂甘枣汤亦用茯苓半斤，而
有脐下悸之证。其他用茯苓为主药者，各有悸眩、𥆧
动之证，况于二方多用茯苓，而可无若证乎？其证脱
也，必矣。

茯苓杏仁甘草汤方，是苓桂术甘汤去桂、术，加
杏仁者也，然则其脱茯苓之证也，明矣。

苓姜术甘汤有身为振振摇证，此非桂之主证，而
苓之所能治也。然则"苓姜术甘汤"条脱此证也，
明矣。

木防己去石膏加茯汤芒硝汤方，是防己茯苓汤以
黄芪、甘草代人参、芒硝者。而防己茯苓汤有四肢聂
聂动之证，是非黄芪、甘草之主证，而茯苓之所主治
也。由是观之，此汤脱四肢𥆧动之证也，明矣。

半夏厚朴汤，是小半夏加茯苓汤更加厚朴、苏叶
者也。然则其脱眩悸之证也，明矣。

茯苓甘草汤方，是苓桂术甘汤去术加姜者也，可以前例而推之。

茯苓饮，以苓为主，而不举其证，以他例推之，心悸下而痞硬、小便不利、自吐宿水者，此汤所主治也。

附子汤方，是真武汤去姜加参者也。"真武汤"条有心下悸、头眩、身瞤动之证，然则此汤之条脱若证也，明矣。

桂枝茯苓丸证曰：胎动在脐上。

为则按：盖所谓奔豚也，而不可臆测焉。以旁例推之，上冲心下悸，经水有变，或胎动者，此丸所主也。

人参、茯苓、黄连，其功大同而小异。（说在"人参"部中）

品　考

茯苓，和、汉无异也。陶弘景曰："仙方止云茯苓，而无茯神，为疗既同，用之应无嫌。"斯言得之。赤、白补泻之说，此臆之所断也，不可从矣。

猪　苓

主治渴而小便不利也。

考 征

猪苓汤证曰：渴欲饮水，小便不利。

猪苓散证曰：思水者。

上二方，猪苓诸药等分。

五苓散证曰：小便不利，微热，消渴。

上一方，猪苓十八铢。

上历观此三方，猪苓所主治渴而小便不利也，明矣。

品 考

猪苓，和、汉共有焉，汉产实者为良也。

水 蛭

主治血证也。

考 征

抵当汤证曰：少腹硬满，云云。又曰：经水不利下。

抵当丸证曰：少腹满，应小便不利，今反利者，为有血也。

上二方，水蛭或三十个，或二十个。

上观此二方，则水蛭之所主治也，明矣。

为则按：诊血证也，其法有三焉：一曰少腹硬满而小便利者，此为有血，而不利者为无血也；二曰病人不腹满，而言腹满也；三曰病人喜忘，屎虽硬，大便反易，其色必黑，此为有血也。仲景氏诊血证之法，不外于兹矣。

品　考

水蛭，苏恭曰："有水蛭、草蛭，大者长尺计，并能咂牛马人血。"今俗多取水中小者用之，大效。

龙　骨

主治脐下动也，旁治烦惊、失精。

考　征

桂枝去芍药加蜀漆龙骨牡蛎汤证曰：惊狂，起卧不安。

上一方，龙骨四两。

桂枝加龙骨牡蛎汤证曰：失精，少腹弦急。

天雄散，证阙。（说在"术"部中）

蜀漆散证，不具也。（说在"互考"中）

上三方，龙骨三两，或诸药等分。

柴胡加龙骨牡蛎汤证曰：烦惊。

上一方，龙骨一两。（说在"外传"中）

桂枝甘草龙骨牡蛎汤证曰：烦躁。

上一方，龙骨二两，而亦四两之例。

上历观此诸方，龙骨所治惊狂、烦躁、失精也，无容疑者。为则每值有其证者，辄用之，而间有无效者，于是乎心中疑之，居数岁始得焉。其人脐下有动而惊狂，或失精，或烦躁者，用龙骨剂，则是影响；其无脐下动者而用之，则未见其效。由是观之，龙骨之所主治者，脐下之动也；而惊狂、失精、烦躁，其所旁治也。学者审诸。

互　考

"蜀漆散"条所谓疟者，是寒热发作有时也；而其有脐下动者，此散所主治也。无脐下动者而用之，则未见其效也。

辨　误

龙骨之说，或曰毙也，或曰石也，诸说终无有一定也。

为则按：譬如人物乎，父精母血，相因为体，人人而所知也。虽然，果然之与不，孰究论之？龙骨亦然。究论何益之有？至如有效用，则此可论也，可择也，不可不知矣。

品　考

龙骨，以能化者为上品也。有半骨半石之状者，是未化也。取龙骨法，如取石膏法也。打碎用之。

牡　蛎

主治胸腹之动也，旁治惊狂、烦躁。

考　征

桂枝去芍药加蜀漆龙骨牡蛎汤证曰：惊狂，起卧不安。

上一方，牡蛎五两。

牡蛎汤证，不具也。（说在"互考"中）

上一方，牡蛎四两。

牡蛎泽泻散证，不具也。（说在"互考"中）

上一方，牡蛎诸药等分。

柴胡姜桂汤证曰：微烦。

上一方，牡蛎三两。

桂枝甘草龙骨牡蛎汤证曰：烦躁。

上一方，牡蛎二两，而亦四两之例。

柴胡加龙骨牡蛎汤证曰：烦惊。

上一方，牡蛎一两半。（说在《外传》中）

上历观此诸方，牡蛎所治惊狂、烦躁，似与龙骨无复差别。为则从事于此也，久之，始知牡蛎治胸腹之动矣。学者宜审诸。

互　考

牡蛎、黄连、龙骨同治烦躁，而各有所主治也。

膻中，黄连所主也；脐下，龙骨所主也；而部位不定，胸腹烦躁者，牡蛎所主也。

"牡蛎汤"条曰：疟。"牡蛎泽泻散"条曰：有水气。其所举之证，盖不具也。以他例推之，喘急息迫而胸中有动者，牡蛎汤主之也。身体水肿，腹中有动，渴而小便不利者，牡蛎泽泻散主之也。学者审诸。

品　考

牡蛎，壳之陈久者为良也。余家今用出于艺州者也，坊间所鬻者，不堪用也。

跋

  盖古书之贵于世，以施诸今而有征也。其古虽并于《诗》《书》，言之与实背驰，则不足贵矣。本草之书，传于世也虽邈焉，凿说之甚，辨析以胸臆，引据以神仙，其言巧而似，于是其理违而远乎实，游断谍谍，不异赵括之论兵也。先考东洞翁于是作《药征》，考核效验，订绳谬误，揣权宜，精异同，虽颇穷经旨，未尝有如本草说多能者。然循其运用之变，奏异功，则殆如天出而俏性，多能是方之功，而非一物之能也。夫阳燧取火于日，方诸取露于月。而浮云盖其光，则水火忽不可致也。而终日握阳燧，不得温手，终夜甜方诸，不能止渴。方诸阳燧，虽致水火，责之以其能而不获者，非自然之能也。自然之能出乎天而不假他力，法用之功成乎人而不能独立，不可苟混焉。本草辨其所以而不识其实，主治混淆，的证难分，莫法之可以据，载籍虽古，岂足尊信哉？先考之于《药征》也，主治颇详明。不道阴阳，不拘五材，以显然之证，征于长沙之法。推功之实，审事之状，阐众之所未发，以烛乎冥行之徒，诚扁鹊之遗范也。其书之已成，受业者奉之屡请刊行。翁喟然叹曰：过矣，刊行何急？世所刊之书，后欲废者往往有之，皆卒然之过也。药论者医之大本，究其精良，终身之业也。今刊未校之书，传乎不朽，为人戮笑，宁蠹灭于椟中，终不许焉。翁卒暨于今十有二年，遂命剞劂之师，刊行之于世矣。

天明甲辰之冬十一月朔

男猷谨题

药证续编

村井杶

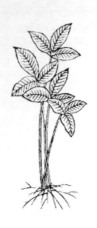

提　要

　　本书为日本东洞吉益先生之弟子村井杶所著。

　　村井杶认为，先师是医家正统。为了补先师之遗，村井杶编写了本书。本书收载了 89 种药物，体例完全与《药征》相同。

　　本书继承了东洞先生"实证亲试"的精神，展示了作者独特的遣方用药理念和丰富的临床实践经验，对临床工作者有极高的参考价值。

序

　　孔子曰："精义入神以致用也。"医药之道，苟不精义致用也难矣。其观象索本，知几通变，非天下至精孰能与于此哉？仲景氏出，方法悉备。其书虽存，而知意味者鲜矣。于是治疾之要，唯知随证，而不知观证之有法也。其论药能、方验、药功混为一，终不辨本性也。如斯而得入神，孰不为良医邪？村井，大年肥后人也，笃信吾先考东洞翁，治旧痼，起废疾，名声振西海。顷者集《药征》不载之药品，稽古征今，审其功能，作《药征续篇》，大年之精斯道也。读此书而观其所论，则可知焉。

　　　　　　宽政丙辰仲冬平安吉益猷修夫

赤石脂

主治水毒下利，故兼治便脓血。

考 征

桃花汤证曰：下利，便脓血。

赤石脂禹余粮汤证曰：下利不止。

上二方，赤石脂各一斤。

乌头赤石脂丸证，不具。

上一方，赤石脂一两。

据此三方，则赤石脂治水毒下利不止、便脓血，明矣。

互 考

赤石脂配干姜，则治腹痛、下利；若无腹痛，则不配干姜。

乌头赤石脂丸证，不具，但云治心痛彻背、背痛彻心者。虽然，此方岂唯治心背彻痛乎？后世误载之《金匮要略·心痛病篇》内，故世医皆以为但治心痛之方也。杶按：此方本当在六经病篇内某证条下，而治心痛彻背、背痛彻心者矣。今详前后之条及病证、方法，盖厥阴病，蛔厥、心痛彻背、背痛彻心、下利、恶寒者主之，当是同甘草粉蜜汤、大建中汤等，在乌梅丸之前后矣。《外台秘要·第七》"心背彻痛方"内曰，仲景《伤寒论》：心痛彻背、背痛彻心，乌头赤石脂丸主之。小注云：出第十五卷中。然则是本《伤寒论·厥阴病篇》内方，而必有前后之证存矣。何以言之？则蜀椒治蛔厥，干姜治下利、腹痛，乌头、附子并治四肢厥逆，赤石脂唯治下利。由此观之，此方岂唯治心背彻痛乎？余尝疑乌梅治蛔，故蛔厥心痛彻背、背痛彻心，则此方不可无乌梅矣。然则"乌头"是"乌梅"之误矣乎？凡仲景之方，无乌头、附子并用者，则益知"乌头"是"乌梅"之误矣。杶又按：《外台秘要·第七》"久心痛方"内，有范汪①疗久心痛方，又名乌头赤石脂丸，方内有桂心（桂心即桂枝，唐方皆以桂枝为桂心），无附子，此为异耳。或疑"附子"是"桂枝"之误矣乎？桂枝能治上冲而厥者，乌头、附子本同物同功，并存以俟明者试效而已。

桃花汤方曰，"赤石脂一斤，一半全用，一半筛末"，是分赤石脂一斤以为各半斤。干姜一两、粳米一升，以水七升，煮米令热，去滓，取七合。又，取半斤赤石脂末内方寸匕，温服，一日三服。后内赤石脂末方寸匕者，未知何故也，宜随仲景之法施之。《外台秘要》引崔氏方、阮氏桃花汤，分两法，则与此不同，可考。

---

① 范汪：范汪（308～372 年），字玄平。曾任东阳太守，故称范东阳。东晋著名医学家。

品　考

赤石脂，理腻黏舌缀唇，鲜红桃花色者，为上品，近年佐渡州所产者是也。凡方有"桃花"名者，以有赤石脂也。又，有桃花丸，皆即此物耳。

栝楼根

主治渴。

考　证

柴胡桂枝干姜汤证曰：渴而不呕。

小柴胡去半夏加栝楼汤证曰：发渴者。

上二方，栝楼根各四两。

栝楼桂枝汤证，不具。

栝楼瞿麦丸证曰：其人若渴。

上二方，栝楼根各二两。

栝楼牡蛎散证曰：渴不瘥者。

牡蛎泽泻散证，不具。

上二方，栝楼根，诸药等分。

据此诸方，则栝楼根治渴，明矣。凡渴有二证，烦渴者石膏主之，但渴者栝楼根主之，是宜分别而治之。

按：栝楼根者，盖兼治口燥渴及黏者。然是非栝楼根一味之主治也，合用而后见其妙，要宜考之于柴胡桂枝干姜汤、栝楼桂枝汤二方。

互　考

栝楼桂枝汤证，不具。然"太阳病，其证备"云，则是全备桂枝汤证之谓也。但"身体强几几然"云者，岂独栝楼根所主乎？几几然是项背强急之状也。故桂枝加葛根汤证曰"项背强几几"，葛根汤证曰"项背强几几然"，则几几然，是为葛根之证明矣。余故曰：此方盖于桂枝加葛根汤方内加栝楼根二两，煮法、水率亦皆依桂枝加葛根汤法，而不依桂枝汤法也，岂不其征乎？然则益知此方者，是桂枝加葛根汤证全备而渴者主之。《类聚方》不载此方水率、煮法者，误也。

牡蛎泽泻散证，不具。此方七味等分之剂，而不知何以为主药也。然今此谓"大病瘥后，从腰以下有水气"，则必有渴证明矣，故有栝楼根也。

辨　误

《尔雅》曰："果蠃之实，栝楼。"郭璞曰："今齐人呼之为'天瓜'。"李巡曰："栝楼，子名也。"据此说，则根名"果蠃"，子名"栝楼"。凡仲景之方，栝楼桂枝汤、栝楼瞿麦丸、柴胡去半夏加栝楼汤及牡蛎泽泻散、柴胡桂枝干姜汤二方内，"栝楼"皆当作"果蠃"。若作"栝楼"，则当须加"根"字。不然，与子相混，不可不改焉。又，小陷胸汤、栝楼薤白白酒汤、栝楼薤白半夏汤、枳实薤白桂枝汤方内，"栝楼

实"皆当作"栝楼"也,"实"字当削之。李时珍曰:
"栝楼,即'果蠃'二字音转也,亦作'菰蒌',后人
又转为'瓜蒌',愈转愈失其真矣。"时珍之说非也,
"栝楼"决非"果蠃"音转也。《尔雅》岂以音转注之
乎?"瓜蒌""菰蒌",后世假"栝楼"之音者也。菰
蒌,本见《灵枢经》,盖俗字,误见于经,后人所作
乎。栝楼,非"果蠃"之音转,可知矣。

品　考

栝楼二品,一其色赤,一其色黄,但其根不异,
通用而可也。雷教曰:"圆者为栝,长者为楼。"亦属
牵强。今药肆所有者,土瓜根混卖,不可不择也。盖
土瓜根,短如甘薯,味苦;天瓜长如薯蓣,最大,味
甘微苦,宜以此分别也。若无此物,则天花粉可权用,
其色如雪,握之又作雪声,不贴银器者佳。

蜀　漆

主治胸腹及脐下动剧者,故兼治惊狂、火逆、
疟疾。

考　证

桂枝去芍药加蜀漆龙骨牡蛎救逆汤证曰:惊狂,
起卧不安者。

牡蛎汤证曰:牡疟。

上二方，蜀漆各三两。

牡蛎泽泻散证，不具。

蜀漆散证曰：牡疟，多寒者。

上二方，蜀漆诸药等分。

据此诸方，则蜀漆之为功，古来未尝谓治动矣。然疟疾及惊狂、火逆诸证，必有胸腹、脐下动剧者，故见其有动者而用之，则诸证无不治者。然则蜀漆者，治胸腹及脐下动剧者，明矣。

互　考

牡蛎汤服法曰：吐则勿更服。今疟疾有喘鸣急迫，或自汗，或不汗，胸腹动剧者，服之，则其人必吐水数升，而无其证不愈者；若有不吐者，则其证不愈也。由此观之，蜀漆能吐水毒，动是水毒，明矣。当知疟之为病，亦水毒之所为矣。虽然，此方岂唯治疟疾乎？凡病人喘鸣迫塞，或自汗，或不汗，胸腹动剧，皆此方能治之。往来寒热，发作有时，所以不预也。晋唐以来，世医之见仲景之方也，皆以为唯治伤寒者，故如彼葛洪、孙思邈、王焘、许叔微之书，皆知备仲景之方于"伤寒门"，而未尝知治万病矣。殊不知仲景本取治万病之方，以治伤寒矣。降至赵宋之时，有《金匮要略》之书，当时如王洙，得仲景治伤寒中杂病证之方于蠹简之中，而后各分其门，以为一书。世之为医者，遂称其书谓之《金匮玉函之方》。金匮之，玉函之，盖尊重之至也。自此以往，世之为医者，又见某门之方，以为某方唯治某证，于是乎如牡蛎汤、蜀漆散二方，亦置诸"疟疾篇"内，而徒知治疟疾，未尝知治余病矣。甚之束之高阁，而谓古方不宜今病，可胜叹哉！呜呼，仲景之方法之衰也，不独王叔和为之，彼葛、孙、王、许实为之，又医道之大罪人乎哉！

桂枝去芍药加蜀漆龙骨牡蛎救逆渴证曰：惊狂，起卧不安。

炖按：此证者，是外证也。凡仲景之为法，不独以外证治之，且并诊内外治之。故无胸腹及脐下动者，若虽有惊狂、起卧不安证，亦非此方所宜也。呜呼！是吾东洞翁千古卓识，吾侪岂不奉此乎哉？

蜀漆散证不具，且云牡疟。盖牡疟者，独寒不热，非无热也，多寒也。夫疟之为病，先其寒而后其热，虽然，不可以寒热治疟，则岂无内候在乎？曰：必有脐下动剧矣。故仲景尝以龙骨主之，以蜀漆佐之。医者其察诸。

牡蛎泽泻散证不具，然以仲景用牡蛎之方推之，则其证必有胸腹之动剧。苟有胸腹之动剧，则无有不加蜀漆之方。由此观之，盖此方治水肿，胸腹之动剧而渴者，明矣。《方极》可考。凡仲景之治动也，其活法有三：有胸腹之动，则以牡蛎治之；有脐下之动，则以龙骨治之；有胸腹、脐下之动剧，则以蜀漆治之。

此为仲景治动之三活法矣。故仲景之方，有以蜀漆配之牡蛎者，或有配之龙骨者，或有配之龙骨、牡蛎者，是又仲景用蜀漆之法也。本论不载此法者，盖属脱误。故晋唐以来，无有知蜀漆之功者。而诸病之有动者最多，则动之为病也，为诸病内候之主证，而最为难治矣。虽然，二千年来，诸医之说、诸家本草何其不载龙骨、牡蛎、蜀漆之本功矣乎？或云：牡蛎之咸，消胸腹之满。或云：龙骨、牡蛎，收敛神气。或云：蜀漆，辛以散之。或云：龙骨、牡蛎之涩以固之。未尝见言之及治动之功者，又未尝知动之为诸病内候之主证也。吾东洞翁，生于二千年之下，始知龙骨、牡蛎、蜀漆之功，其说详于本条之下，是诚二千年来不传之说，而翁独得其旨者，不亦伟乎？韩退之尝推尊孟子，以为功不在禹之下。余以为翁之有功于我医，不在仲景之下矣，是非余之过论也。

品 考

蜀漆，乃常山苗，其功与常山同。蜀漆无华舶来之物。常山者，华物为良，和产多伪品。若无蜀漆，则常山可以权用。本邦亦多产，医者或未知此物。

生 姜

主治呕，故兼治干呕、噎、哕逆。

考　证

小半夏汤证曰：呕吐，谷不得下。

小半夏加茯苓汤证曰：卒呕吐。又曰：先渴后呕。

厚朴生姜半夏甘草人参汤证，不具。

橘皮汤证曰：干呕，哕。

橘皮竹茹汤证曰：哕逆。

橘皮枳实生姜汤证，不具。

上六方，生姜各半斤。

生姜半夏汤证，不具。

上一方，生姜汁一升。

黄芪桂枝五物汤证，不具。

吴茱萸汤证曰：食谷欲呕。又曰：干呕。又曰：呕而胸满。

上二方，生姜各六两。

大柴胡汤证曰：呕不止。又曰：呕吐。

生姜甘草汤证曰：咳唾涎沫不止。

栀子生姜豉汤证曰：呕。

旋覆花代赭石汤证曰：噫气不除。

厚朴七物汤证，不具。

厚朴半夏汤证，不具。

当归生姜羊肉汤证，不具。

上七方，生姜各五两。

茯苓泽泻汤证曰：吐而渴。

生姜泻心汤证曰：干噫食臭。

茯苓饮证曰：自吐出水。

上三方，生姜各四两。

桂枝汤证曰：干呕。（凡桂枝汤出入诸方，皆仿之）

真武汤证曰：呕。

黄芩加半夏生姜汤证曰：呕。

桂枝枳实生姜汤证曰：诸逆。

茯苓甘草汤证，不具。

上五方，生姜各三两。

干姜人参半夏丸证曰：呕吐不止。

上一方，生姜汁糊丸。

据此诸方，则生姜但治呕也。哕逆、噫气、干呕，或干噫食臭，皆呕吐轻证也，故如咳唾涎沫不止，似哕不哕，亦生姜所兼治也，岂不呕之余证乎？

互 考

凡仲景之方，二百十余方，而其内用生姜之方，六十有余首；并用大枣之方，四十有七首；又，其内生姜五两，对大枣十二枚之方二首（十二枚乃四两之例，若去核，则为三两），对十枚之方一首（十枚乃三两八铢之例），对十五枚之方一首（十五枚乃五两之例）；生姜六两，对大枣十二枚之方一首；生姜四两，对大枣十二枚之方一首；生姜一两，对大枣十枚之方一首；生姜半斤，对大枣三十枚之方一首（三十枚者，十两之例）。如此数方，无不专取生姜、大枣之功者。又，桂枝汤去加之方二十有六首，及越婢汤之方三首，葛根汤之方二首，小柴胡汤之方五首，文蛤汤，防己黄芪汤，以上十三方，凡三十有九首，皆以生姜三两，对大枣十二枚。虽他品加减之，亦至生姜、大枣无有变之者，何也？其证不变故乎？又别有妙用乎？由此观之，姜与枣者，虽为日用饵食之物，亦仲景方内二味必相对者多，则盖似有调和之意。故后世谬仿之，方后必有谓姜、枣水煎者，虽似取仲景之法，亦未知其本功之所在也。殊不知生姜、大枣之于其证也，每方必有其所治之毒矣，宜以桂枝汤、小柴胡汤二方之证征之。若以日用饵食之物推之，则如粳米、赤小豆、大小麦、香豉、酒酢、饴蜜、白蔹、酒、薤、葱之类，其谓之何矣？杶以为，如此诸品，亦或有所建单用之功者，或有所助诸药之毒者。余故曰：不可以日用饵食之物推之，然夫如姜与枣，亦别有大勇力者矣，宜以考证中诸方察之。夫孔子每食不撤姜，曾晳常嗜羊枣，亦不可以药中姜、枣见之。今以此为治病之材，则又有大攻毒之功。凡药材以饵食见之，则至桂枝究矣。古者姜、桂、枣、栗，以为燕食庶羞之品，故《内则》曰：枣、栗、姜、桂。《吕览》有言：和之美者，阳朴之姜，招摇之桂。是乃古人所常食之物也，又何毒之有？虽然，良医囊而药之，则虽谷肉果菜，亦皆为治病良材，而无有所不驱除其病毒者。东洞翁有言曰："药之为毒，毒即能，能即毒。"知言哉！夫生姜之治呕也，犹桂枝之治上冲，大枣之治拘挛矣。当此时，岂以日用饵食之物论之乎？是以至大枣、生姜相对之方，则又有所合治之功也。如其量法多少，则其功用亦有所不同者也。《集验方》（《外台秘要》所引）疗肺痿，有生姜五两、甘草二两、大枣十二枚之方。《古今录验》（同上）疗上气，有甘草三两、桂枝四两、生姜一斤之方。由是观之，桂枝与姜、枣，岂以日用饵食之物论之乎？况又于其单用独立之方乎？医者其详诸。

厚朴生姜半夏甘草人参汤证不具，但云：发汗后，腹胀满者主之。胀满是厚朴之所主也。今其生姜为半斤，半夏为半升，岂无呕吐兼发之证矣乎？《方极》《类聚方》可并考。

桂枝枳实生姜汤证曰：心中痞，诸逆，心悬痛。东洞翁曰："'痞'下疑脱'满'字。"今因此说，则心中痞满者，是枳实之所主。而诸逆者，盖上逆、吐逆、呕逆之谓也。上逆者，桂枝之所治也；吐逆、呕逆者，生姜之所治也。

橘皮枳实生姜汤证，不具。枞按：此方盖橘皮之证多，故为一斤；枳实之证少，故为三两。今加生姜半斤者，岂无有呕证多矣乎哉？故此方呕证不具者，盖属阙文，宜以诸汤加生姜半斤之方推知之。

黄芪桂枝五物汤证，不具。此方本于桂枝加黄芪汤方内，加黄芪一两，足前成三两；生姜三两，足前成六两；而去甘草二两，但煮法、水率不同耳。故东洞翁曰："桂枝加黄芪汤证，而呕不急迫者主之，是所以生姜之为六两也。"

厚朴七物汤证，不具。此方虽生姜、大枣相对，亦生姜多于大枣，则岂得无呕证不具乎？故东洞翁曰："此方于厚朴三物汤、桂枝去芍药汤二方内，更加生姜二两，足前成五两，盖二方证而呕者主之。"

半夏厚朴汤证曰：妇人咽中如有炙脔。岂因有此一证而得用此方乎？今依《千金方》则作"治胸满、心下坚（按：《千金方》及《翼》"硬"字皆作"坚"，此"坚"字亦"硬"字也），咽中帖帖如有炙肉脔，吐之不出，咽之不下"。是吐之不出，咽之不下，似有呕逆之状，故有生姜五两、半夏一升。此方岂唯妇人之治耶？虽男子，亦有此证，则宜施之。

当归生姜羊肉汤证，不具。此方未试之，故今略之。

茯苓甘草汤证，不具。枻按：此方之证，以有茯苓、生姜各三两观之，则有悸无呕者，盖属脱误也。故东洞翁曰："当有冲逆而呕证。"余曰：心下悸、上冲而呕者，此方主之，屡试屡验。

生姜半夏汤证曰：病人胸中似喘不喘，似呕不呕，似哕不哕，彻心中愦愦然无奈。枞按：是疑非此方全证。何则？生姜、半夏之为功，本唯治呕吐，然今于此方，何其谓似呕不呕乎？若其然，则似无生姜、半夏之所治之证矣。由是观之，"似呕不呕"四字盖属衍文，而有呕吐之证不具可知矣。虽然，似喘不喘、似哕不哕者，似有呕吐兼发之证，故今煮半夏半升，以内生姜汁一升者，是欲大取生姜之功也。余故曰：半夏能治呕吐兼发者，生姜能治但呕者，又能治呕多吐少者。故方内有生姜、半夏并用者，则必谓呕吐，或谓卒呕吐，或谓呕吐不止；若有生姜而无半夏，则谓但呕，或谓干呕，或谓干呕哕，或谓哕逆，或谓食谷欲呕，或谓呕而胸满，或谓诸逆，是可以征焉。然则此方治呕吐兼发者，明矣。故法曰：呕止停后服。岂其谓似呕不呕，而后谓呕止停后服，可乎？

茯苓泽泻汤方，生姜四两，但云"胃反，吐而渴，欲饮水者"。今有吐而无呕者，盖属脱误。因屡试此方，若施无呕者，则未尝见奏其效者；若施之吐后，但呕而渴者，则其效之速也，如桴鼓相应然。由此观之，此方能治病人胃反呕而渴欲饮水者。夫胃反者，吐食也。然则此"胃反，吐"之"吐"字，盖"呕"字之误，可知矣。不然，属重复。若作"呕"字，则其义始稳当，其证亦可谓具而已。按：呕吐者，是水毒之上逆者也，桂枝能下其上逆，生姜能止其呕，泽泻、术、茯苓能泻之小便，甘草能缓其呕之急迫者，益知此方之下脱呕证，明矣。《类聚方》可并考。

生姜泻心汤方，有半夏半升、生姜四两，而无呕吐证者何？曰：干噫食臭，是乃呕之轻证也。然今有半夏、生姜，而无呕吐兼发证者何？曰：然此方于半夏泻心汤方内减干姜二两，加生姜四两，岂无呕吐兼发证乎？夫半夏泻心汤之为方，治呕而肠鸣、心下痞硬者，既于本方谓呕而肠鸣，故今于此方而不重举呕证者，欲使人思得之也。仲景之方，多此类也。然则此方略呕证，而脱吐证者欤？

茯苓饮证曰：自吐出水。方曰：生姜四两。然则此方，岂但吐出宿水乎？必有呕证明矣。

辨　误

凡生姜之功，详于诸家本草。虽然，其说非疾医之义，盖服饵家腐谈而误世者，不为不少矣。曰：姜久服通神明。曰：姜要热，则去皮；要冷，则留皮。曰：姜制半夏、厚朴之毒。曰：生姜屑、生干姜、生姜分别用之。曰：姜能强御百邪。以上诸说，非疾医之义，奚俟余之言哉？呜呼！如食之通神明之说，则出于伪书《本草经》。朱子尝取此说以注《论语》，余虽未知其是否，何其说之迂也？随脏器去皮、留皮之言，彼岂知生姜之功，在一根之中矣乎？又，至如彼"生姜制半夏、厚朴之毒"之说，一何盲昧之至于此乎？若夫生姜制半夏之毒，则仲景何用生姜半夏汤、小半夏汤乎？若夫生姜制厚朴之毒，则仲景何用厚朴生姜半夏人参甘草汤、厚朴半夏汤乎？苟如李杲之言，半夏、厚朴实为钝物，又与不用同焉。夫仲景之用生姜与半夏、厚朴也，则取其毒之用耳，又何制之为？况至姜能强御百邪之言，则时珍误裁断王安石"姜能强我者也，于毒邪、臭腥、寒热，皆足以御之"之说，而唯云"强御百邪"，于义不通。安石之说，犹且牵强，而况于时珍之言乎？是大惑后人，不可从焉。孙思邈曰："姜为呕家圣药。"陶弘景尝谓："不撤姜食，不多食。"言可常食，但不可多尔，有病者是所宜矣。二子之言为得焉。

品 考

生姜宿根，谓之老姜者，为良。霜后采之，水洗尘土，不必去皮，唯锉用。本邦医家用生姜也，徒托之病家妇女之手，而未尝问其生新否，乃云"生姜一斤，水煎"。若依医人之言，则生姜者是徒加之具耳，岂为治病之材乎哉？医者其宜择生新者，取其效已。

桃 仁

主治瘀血，少腹满痛，故兼治肠痈及妇人经水不利。

考 证

桃仁承气汤证曰：少腹急结。

大黄牡丹皮汤证曰：少腹肿痞。

苇茎汤证，不具。

上三方，桃仁各五十枚。

下瘀血汤证曰：产妇腹痛。又曰：经水不利。

上一方，桃仁三十枚。

大䗪虫丸证曰：腹满。

上一方，桃仁一升。

抵当丸证曰：少腹满。

上一方，桃仁二十五枚。

抵当汤证曰：少腹当硬满。又曰：妇人经水不利下。

上一方，桃仁二十枚。

桂枝茯苓丸证，不具。

上一方，桃仁诸药等方。

据此诸方，则桃仁主治瘀血急结，少腹满痛，明矣。凡毒结于少腹，则小便不利或如淋，其如此者，后必有脓自下，或泻血者，或妇人经水不利者，是又脐下久瘀血之所致也。

互 考

桃仁承气汤证曰：热结膀胱，其人如狂，血自下，下者愈。此似无医治所预也，岂非自愈之证乎？虽然，热结膀胱，其人如狂者，虽其血自下，亦有少腹急结证也。若或有前证，而血不自下，少腹急结者，亦宜与此方攻之。犹产后血不自下，瘀热上冲，少腹急结者。夫急结者，必满痛，是桃仁五十枚所主也。故云：服汤已，其血必自下，大便微利则愈。然则桃仁治少腹急结满痛，明矣。后世医者，未见其血自下，而但见少腹急结，以为热结膀胱，岂不想象之治乎？余故曰"热结膀胱"四字，后人妄添，可知焉。"下者愈"，《脉经》作"下之则愈"，为是。

大黄牡丹皮汤，后世以为治肠痈之方，虽然，此方岂唯治肠痈矣乎？凡治诸疡脓未成者，苟脓已成者，非此方之所治也。至少腹肿痞，按之即痛如淋，小便自调，其脉迟紧者，则此方之所治也。如彼时时发热、自汗出，复恶寒证，此为肠痈表证也，是非此方之所治也。若有少腹肿痞，按之即痛如淋，小便自调，其脉迟紧证，则不问其肠痈也否，又不问其瘀血也否，宜与此方。何以不问其肠痈也否，又不问其瘀血也否，而与此方乎？曰：观少腹肿痞，按之即痛如淋，小便自调证，而后宜与此方，况于其脉迟紧者乎？故方证相对，则血必自下。若其脉洪数，则脓已成，非此方之所宜也。是所谓观其脉证也。虽然，不随其脉迟紧，而今随其少腹肿痞，按之即痛如淋，小便自调证，是所谓随证治之也。然则少腹肿痞者，是桃仁所主，明矣。

苇茎汤证，不具。但谓咳，有微热，烦满，胸中甲错，是为肺痈，是外证也。以此四证名肺痈者，非疾医之义，今不取焉。虽然，因胸中甲错证，则知瘀血内结矣。因咳，有微热、烦满证，则知瘀血欲成脓矣，不可不以此方吐之。况又云"再服，当吐如脓"，则知胸中瘀血遂化成脓矣。是所以有咳，有微热、烦满证也。夫苇茎、薏苡仁、桃仁、瓜瓣，皆有化血成脓之功也。今虽曰"当吐如脓"，亦吐者皆脓也，瘀血所化也。由此观之，则桃仁虽曰"治少腹瘀血"，亦变用则有治胸腹瘀血结痛之功，是所以方有桃仁五十枚也。

下瘀血汤方，治脐下毒痛，及妇人经水不利毒痛者，故后人此为腹中有干血着脐下。夫不问干血也否，苟有脐下毒痛证，则宜与此方。虽然，服之，新血下如豚肝，或经水利者，腹中、脐下所着干血共下，明矣，唯"新"字可疑。由此观之，则下瘀血汤之名，盖后人所命焉。余以为此方本是丸方，疑古有"小蓝虫丸"之名，方名不传，故后人名曰下瘀血之汤。但以蜜和为丸，以酒煎之，似非汤法。下条有大䗪虫丸，可并考。又按，法曰：产妇腹痛，法当以枳实芍药散，假令不愈者，此为腹中有干血著脐下。夫腹痛、烦满不得卧，岂唯产后有之乎？产后最多此证也，治以枳实芍药散者，是法也。以法治之而不愈者，诊之腹中有毒，而痛着于脐下，此为腹中有干血着脐下矣。故今转其方，而用下瘀血汤下之。曰：未见其血自下，而用此方者，何也？曰：今用芍药治腹痛，用枳实治烦满不得卧，而不愈者，盖产时已见瘀血续自下。今瘀血不续自下，是必干血着脐下，使瘀血不自下，是以腹痛，烦满不得卧也，不可不以此方下之。故服汤后，新血又下如豚肝，谓之方证相对也。若不见血自下，而但用此方治脐下毒痛者，不想象臆度之治而何也。若有瘀血，则当有脐下甲错及结痛证。以此二法，候内有瘀血，故今用桃仁三十枚。此为治瘀血毒痛，所以用䗪虫破之，用大黄下之也。《类聚方》"产后"二字加曲截者，盖此方不但治妇人产后腹痛矣，虽男子，亦有瘀血自下，脐下毒痛证，则宜服此方。服汤已，瘀血又自下者愈。《方极》但云"脐下毒痛"，是不问瘀血也否，与此方之谓也。由是观之，谓之干血着脐下，亦属想象臆度，不可从焉。大䗪虫丸证者，后世所谓劳瘵也，故《金匮要略》有五劳、七伤、虚极及缓中补虚之说，岂仲景之言哉？是盖后人妄添，或注文误入，不俟余辨。但至羸瘦、腹满、不能饮食、内有干血、肌肤甲错、两目黯黑证，则此方所宜也。钝按：此方盖古来相传之方，而仲景取以治伤寒瘥后有此证者。此人本有久瘀血，今患伤寒，故瘥后又见此证，故用四虫及桃仁、干漆、地黄、大黄以破血行瘀，况有桃仁一升乎？夫干血者，久瘀血也。苟有久瘀血，则必有肌肤甲错、腹满证也，可以见矣。

桂枝茯苓丸证，不悉具。虽然，此方本五味等分，则一药各治一证，故宜以一药之功，而分治一证矣。按：此方盖治瘀血上冲、腹中毒痛、心下悸，及妇人胎动血自下，或经水有变者，故法曰：漏下不止，胎动在脐上者是也。由此观之，则桃仁非主少腹有毒，瘀血自下与不下乎？余故曰：桃仁之功，大抵与牡丹皮相似矣，盖以治腹中及脐下毒痛故也。《金匮要略》此方之条，古今诸家注解不得其义。余尝作此解，今不赘于此。

东洞翁尝立诊察瘀血三法，其说尽矣。仲景又别有诊察瘀血外证之法，曰其身甲错，曰胸中甲错（胸中，盖心胸上也），曰肌肤甲错。此三法，宜以甲错而诊察瘀血也。二方皆有桃仁，故今附于此。

辨　误

李杲云："桃仁治热入血室。"杲之言过矣！夫仲

— **124** —

景治热入血室证，无有用桃仁之方。本论太阳下篇，治热入血室者有二法：一刺期门，一用小柴胡汤。一不载其方矣，未尝见用桃仁者，治血岂唯用桃仁乎？

品　考

桃仁，唯一品，无萃渡者。奸商或杂梅仁，不可不择。我门去皮，不去尖。

巴　豆

主治心腹、胸膈之毒，故兼治心腹卒痛、胀满、吐脓。

考　证

桔梗白散证曰：咳而胸满及吐脓。

备急圆证曰：心腹胀满、卒痛。

九痛丸证曰：心痛及腹胀痛。

上三方，巴豆各一两。

走马汤证曰：心痛腹胀。

上一方，巴豆二枚。

据此诸方，则巴豆或一两，或二枚，然本与诸药等分，但白散之方，巴豆一两，以配桔梗、贝母各三两。《金匮要略》九痛丸方，附子本作“三两”，余皆等分。《千金方》但作“一两”。盖作“一两”，则附子亦与诸药等分，今从此。凡仲景之用巴豆也，虽备与急卒之病，皆是驱逐膈间之毒物，荡涤肠胃之闭塞，故诸方皆为等分。夫巴豆，同桔梗用，则使毒成脓；同贝母用，则能去咽喉之毒；同杏仁用，则能驱心胸之毒；同大黄、干姜用，则能吐下心腹结毒急痛；同附子、吴茱萸用，则能治心中寒冷毒痛。仲景之方用巴豆者，唯此四方，大抵足尽巴豆之功效矣。

互 考

走马汤、备急丸、九痛丸三方，皆不载诸本论，而载诸《金匮要略》，盖脱误矣。走马汤证曰：中恶。又曰：通治飞尸、鬼击病，《千金方》走马汤证曰：治肺脏飞尸、鬼注，因名曰飞尸走马汤。九痛丸证曰：兼治卒中恶。备急丸证曰：若中恶、客忤、停尸、卒死者。按：以上三方证，曰飞尸，曰鬼注，曰鬼击，曰中恶，曰客忤，曰停尸，皆是晋唐医人之所附会，而决非仲景之意，又非疾医家之言。古者巫、医并称，故后世遂以巫者之言混于医事，实晋唐医人之所为也。故彼所前言诸证，似证非证，孰恶孰鬼，将何以分别之乎？不可从焉！假令巫有前数事，亦于医事何与之有？故随其证而后治之，则何必论是恶是鬼乎哉？若夫天地之间，有恶者，有鬼者，有尸者，有注者，有停者，有忤者，亦人无一毒蓄积于身躯间者，则是恶是鬼，亦岂有注之、击之、中之、忤之者矣乎？此人尝有一毒，蓄积于身躯间者，故是恶是鬼，亦能注之、击之、中之、忤之也。医者宜治其一毒而已，晋唐医人之说不可从矣，况于宋明之医说乎？

辨　误

桔梗白散法曰：强人饮服半钱匕，赢者减之。又曰：若下多不止，饮冷水一杯则定。走马汤法曰：老少量之。九痛丸法曰：强人初服三丸，日三服，弱者二丸。但备急丸最备其急卒之病，而其服法无量老少、强弱者，何也？曰：此方者，最备其急卒之病，则服法不必量老少、强弱也。夫病苟至急卒，则岂遑于量老少、强弱乎？宜随其毒浅深、轻重治之耳。如彼走马汤、白散证，却急于备急丸证矣！然今云量其老少、强弱者，恐非仲景之意也。盖仲景之治病也，唯随其证而治之。故其证重，则方亦多服之；其证轻，则方亦少服之。故虽强人，其证轻，则方亦随少服之；虽赢者，而其证重，则方亦随多服之，是仲景随证治之之法也。何必赢者、弱者减之，强人、壮人多服之乎？所谓量老少、强弱者，是唯为粗工垂其戒者欤？医之守之，慎之至也。至彼饮冷水，止其下多者，最是后人之恐巴豆者之言，其妄添亦可知已。凡恐药者，不知恐病者也。不知恐病者，则病不可得而治焉，是医者之所常病也。今也不然，有医而恐药者，是不知治病之方法，与察病之规则者也，无如之何而已。夫病人之恐医也，恐其医之药也，是医施已恐之药也。是无他，夫医不知其察病之规则与治病之方法，而欲施已恐之药也。可胜叹哉！呜呼，医犹且恐之，病人岂不恐之乎？此天下古今之通病，而所以恐巴豆及诸药者，为之故也。夫苟有其证而服其药，又何恐之有？苟无其证而施其药，则百药皆可恐焉，又何独巴豆之恐乎？

品　考

巴豆，带壳者良，是唯一品，无有伪品。宋·王硕曰："巴豆不压油而用之。"巴豆之功，多在于油也。王硕者，能知巴豆之功者也。

蜜

主治结毒急痛，兼助诸药之毒。

考　征

大乌头煎证曰：寒疝，绕脐痛。

乌头汤证曰：历节不可屈伸，疼痛。又曰：脚气疼痛，不可屈伸。又曰：寒疝，腹中绞痛。

乌头桂枝汤证曰：寒疝，腹中痛。

上三方，蜜各二升。

大陷胸丸证曰：结胸，项亦强。

上一方，白蜜二合。

大半夏汤证曰：呕吐，心下痞硬。

上一方，白蜜一升。

甘草粉蜜汤证曰：心痛。

上一方，蜜四两。

下瘀血汤证曰：产妇腹痛。

上一方，蜜和为丸，酒煎，又与诸药等分之例。

甘遂半夏汤证，不具。

上一方，蜜半升。

据此诸方，则蜜能治诸结毒急迫、疼痛，明矣。最能治腹中痛者，故同乌头用，则治寒疝腹痛；同甘草用，则治心痛急迫；同大黄用，则治胸腹结痛；同甘遂用，则治水毒结痛；同半夏用，则治心胸硬满。由此观之，则蜜能治其急痛，而又能助诸药之毒也。故理中丸、八味丸、栝楼瞿麦丸、半夏麻黄丸、赤丸、桂枝茯苓丸、麻子仁丸、矾石丸、皂荚丸、当归贝母苦参丸、乌头赤石脂丸。上十一方，皆蜜和为丸，是弗助诸药之毒耶。故如乌头、附子、巴豆、半夏、皂荚、大黄，皆以蜜和丸，则倍其功一层矣，是其征也。若或以糊为丸，则必减其功之半。常试有验，无不然者。余故曰：蜜能助诸药之毒矣。或云：炼过则缓诸病之急，不炼则助诸药之毒。岂其然乎哉？

互 考

"大乌头煎""乌头汤""乌头桂枝汤"条，有寒疝及脚气之名，是盖晋唐以后之人之所加焉，疑非仲景之旧矣。宜随其证而施此方耳。

大陷胸丸证，似不具。然今按其方，此方之于治也，毒结于心胸之间，项亦强痛，如柔痉状者主之。本论但云"项亦强"。"强"字之下，疑脱"痛"字。故大陷胸汤证曰：从心下至少腹硬满而痛不可近者主之。又曰：心下满而硬痛者主之。汤法已然，丸方亦岂无强痛之证乎？然则此方亦当从心下至少腹硬满而痛，项背亦强痛者主之。比诸汤方，其证但缓也耳。况有大黄，有葶苈，有甘遂，有杏仁、芒硝，岂无项背、心胸至少腹不强痛乎？是蜜之所以解其结毒疼痛也。

大半夏汤证曰：治呕，心下痞硬者。虽无急痛、结痛之证，然其人呕，而心下痞硬，则岂无心胸不痛之证乎？故和蜜一升于一斗二升之水而煮之，但取蜜与药汁二升半，则是欲多得蜜之力也，明矣。然则不可谓无所急痛矣。甘草粉蜜汤证曰：毒药不止。《千金翼方》"毒药"作"药毒"为是，此方本主缓结毒急痛，故兼治一切药毒不止，烦闷者。后世见之，以为蜜能解百药毒。蜜若解百药毒，则仲景之方，何其用蜜之多乎？夫蜜之于诸药也，能助其毒；又于其病毒也，能缓其急，犹粳米与小麦乎！甘草及粉，亦其功大抵相似。故如此方，则为缓其急用之。凡蜜之为物，同诸药用之，则能助其毒。今同甘草及粉用之，则又能缓其急痛也。烦闷，岂非药毒之急乎？又所以兼治蛔虫心痛也。枕又按：所谓药毒者，非攻病毒毒药之药毒，而必是害人毒药之药毒矣，故曰"药毒不止，烦闷者"。所谓烦闷者，非攻病毒毒药之烦闷，而害人药毒之烦闷也。苟止攻病毒毒药之烦闷者，非疾医之义矣。烦闷，是毒药之瞑眩也，岂其止之可乎？余故曰：此药毒者，非攻病毒毒药之药毒矣。由此观之，则蜜之功可以知矣。（害人毒药者，盖非医人误治之毒药）

甘遂半夏汤证曰：病者脉伏，其人欲自利，利反快，虽利，心下续坚满。按：此证非此方正证，此方盖芍药甘草汤证，而心下硬满、呕者主之。夫芍药甘草汤之为方，非治疼痛、拘挛、急迫者乎？然则此方，亦岂得无治心下硬满、疼痛、急迫证矣乎？是所以合其蜜半升也，"坚满"之"坚"，当作"硬"。

辨　误

《本草》曰："蜜和百药。"李时珍曰："调和百药，而与甘草同功。"此二说，俱以味之甘，故云有调和之功。盖甘草者，诸方多用之，蜜则不然。由是观之，蜜调和百药之说，最可笑矣。虽然，若谓之治结毒疼痛、急迫，则谓之与甘草同功，亦可也。然则蜜有能缓病之急之功也，大抵与甘草相似矣。彼不知之，而谓之调和者，所谓隔靴搔痒之类乎哉！或曰：大乌头煎、乌头汤、乌头桂枝汤，功何在于蜜乎？蜜有调和乌头之意。余曰：此不知治疗之法者言也。尝造此三方，去蜜用之，未尝见奏其功如法者，况有服之如醉状者乎？故此三方，蜜之立功最居多矣。

蜜煎导之方，李时珍曰："张仲景治阳明结燥，大便不通，诚千古神方也。"本论云：阳明病，自汗出，若发汗，小便自利者，此为津液内竭也，虽硬，不可攻之，当须自欲大便，宜蜜煎导而通之。杶按："此为"以下七字，盖王叔和所掺入也。本论多有此句法，岂仲景之意乎？夫津液内竭与不竭，非治之所急也，宜随其证治之，故此证本有不可施大黄、芒硝者矣。今作此方，以解大便初头硬者，则当须大便易，而燥结之屎与蜜煎导俱烊解必下，岂谓之润燥可乎？宜谓之解燥结之屎矣！此非蜜之缓病之急之一切乎？时珍不知，而谓之润脏腑、通三焦、调脾者，最非也。凡仲景之为方，随证治之，则无一不神效者，岂唯此方特千古神方乎哉？又按：此章当作"小便自利者，大便必硬，不可攻之"，于是文字稳，法证备，始得其义。

品　考

蜜者，本邦关东、北国不产，但南海、镇西诸州多产之。我门不择崖石、土木诸蜜，皆生用之，不用炼法，唯宜漉过。王充曰："蜜为蜂液，食多则令人毒，不可不知，炼过则无毒矣。"是王之说，为饵食言之。若为药材，则平人食之有毒，毒乃蜜之能也。炼过无毒，则同于不用。无毒，岂得治病毒乎?

䗪　虫

主治干血，故兼治少腹满痛及妇人经水不利。

考　征

下瘀血汤证曰：产妇腹痛。又曰：经水不利。

上一方，䗪虫二十枚。

土瓜根散证曰：带下、经水不利，少腹满痛，经一月再见者。又曰：阴癫肿。

上一方，䗪虫三两。

大䗪虫丸证曰：羸瘦，腹满不能饮食，内有干血，肌肤甲错，两目黯黑。

上一方，䗪虫一升。

据此三方，则䗪虫能下干血、利经水，明矣。脐下若有干血，必痛，故兼治少腹满痛也。夫经水不利或一月再见者，亦以脐下有干血也。干血者，久瘀血也，是少腹结毒也，可按候之。此三方之外，仲景无用䗪虫者。大鳖甲煎丸方内虽有䗪虫，其方驳杂，无所征焉，今不取。

互 考

下瘀血汤证曰：产妇腹痛。土瓜根散证曰：带下，经水不利，少腹满痛。又曰：经一月再见者。上二方，皆以䗪虫为主药，似为妇人血毒设之。虽然，或云治癥，或云内有干血、肌肤甲错，何必妇人血毒之治乎？由此观之，则䗪虫及此三方，不啻治妇人血毒矣，虽男子亦可用之，但脐下有血毒者，妇人最多。故仲景尝立此方法，以治妇人之病，是其遗法耳。凡一身之内，有血毒所着者，必见肌肤甲错证。若着脐下，则有两目黯黑、羸瘦、腹满、不能饮食证。后世不知此证，名曰五劳。为尔申约，其审听之。

土瓜根散证曰：经水不利，少腹痛，经一月再见者。下瘀血汤证曰：干血着脐下，经水不利者。然则经水不利者，是干血所为，明矣。又曰：主阴癞肿。按：丈夫阴器连少腹，急痛，谓之癞也，此证亦瘀血所为也。此虽其证不具，然据少腹急痛证，则自有此方证具矣。

大䗪虫丸证曰：羸瘦，腹满，不能饮食，内有干血，肌肤甲错，两目黯黑。此证者，乃后世所谓劳瘵、五劳七伤是也，皆是世医常谈，其说属臆度也。但羸瘦、腹满，至两目黯黑，其证不可废也。其证不可废，则此方亦不可废也，是必仲景遗方，而有所可征者。至五劳虚极，及七伤，及缓中补虚数证，则后人妄添，

不俟余言矣。李时珍《本草》䗪虫附方有之："大黄
䗪虫丸，治产妇腹痛，有干血者。用䗪虫二十枚（去
足）、桃仁二十枚、大黄二两，为末，炼蜜杵和，分为
四丸，每以一丸，酒一升，煮取二合，温服，当下血
也。张仲景方。"按：是下瘀血汤之方，而非大黄䗪虫
丸之方也。时珍何以称此方而谓大黄䗪虫丸乎？其文
亦大同小异，盖时珍所见《金匮要略》有别所传之本
乎？又，《本草》传写之谬误乎？若夫《本草》之谬，
则"大黄䗪虫丸"下必脱《金匮要略》"五劳"以下
法语，而《本草》"治产妇腹痛"条上脱"下瘀血汤"
四字矣乎？《大观本草》所引苏颂《图经》"蛴螬"条
曰："张仲景治杂病方，大䗪虫丸中用蛴螬，以其主胁
下坚满也。"由此观之，则十二味方者，名大䗪虫丸，
而"大"字之下无"黄"字，此非大黄䗪虫丸也。
又，"䗪虫"条曰："张仲景治杂病方，主久瘕积结，
有大黄䗪虫丸，乃今下瘀血汤也。"然则本是二方，而
《金匮要略》十二味方者，盖古名大䗪虫丸，犹大柴胡
汤、大承气汤、大青龙汤、大半夏汤、大建中汤、大
陷胸汤之"大"也，当须别有小䗪虫丸之方矣。疑今
下瘀血汤，盖名大黄䗪虫丸，故以大黄、䗪虫为主药
也。且今名下瘀血汤者，疑非方之名，而当须以下此
瘀血之汤主之之意矣乎？后之录方者，误脱"大黄䗪
虫丸"五字，而称之曰下瘀血汤乎？又，后之辑《金

匮要略》者，遂谓之下瘀血汤，而名此方者矣，犹抵
当乌头桂枝汤、救逆汤、新加汤类乎？况此方是丸方，
犹抵当丸以水煮之，然则此方亦不可名汤也。由此观
之，下瘀血汤宜称大黄䗪虫丸；而十二味大黄䗪虫丸
宜称大䗪虫丸矣。东洞翁尝谓："大黄䗪虫丸（乃十二
味之方），说非疾医之言。"杶谨按：翁盖指五劳虚极，
及七伤、缓中补虚之语乎？夫"羸瘦、腹满，不能饮
食，内有干血，肌肤甲错，两目黯黑"数语，可谓此
方之证具矣！若按其腹状，而内外诸证诊察相应，则
此方当须奏其功耳。明者其谓之何矣？

鳖甲煎丸方，《千金方》《外台秘要》皆作"大鳖
甲煎丸"，苏颂《图经》作"大鳖甲丸，张仲景方云
云，方内有䗪虫，然非仲景之意。疑仲景之时，别有
鳖甲煎者，后世失其方"。盖苏颂所见别方矣。东洞翁
曰："此方，唐朝以降之方，而非古方，故不取焉。"
杶谨按：《千金方》《外台秘要》已载之，则绝非唐朝
以降之方矣，恐翁未深考之。唯䗪虫之功，于此方无
所征矣，故不赘于此。

品　考

䗪虫，状似鼠妇，而大者寸余，形扁如鳖，有甲
似鳞，横纹八道，露目，六足皆伏于甲下，少有臭气，
似蜚蠊。本邦未产此物，但华舶来一品。余尝多蓄而
使用之，屡得其效。

虻 虫

主治瘀血，少腹硬满，兼治发狂、瘀热、喜忘及妇人经水不利。

考 征

抵当汤证曰：少腹硬满。又曰：有久瘀血。又曰：有瘀血。

上一方，虻虫三十枚。

抵当丸证曰：少腹满，应小便不利，今反利者，为有血也。

上一方，虻虫二十枚。

据此二方，则虻虫治瘀血，明矣。是与水蛭互相为其用，故二品等分。唯汤方用三十枚，丸方用二十枚。夫汤之证，急也；丸之证，缓也，故分两亦有多少也耳。

互 考

《淮南子》曰："虻破积血。"刘完素曰："虻食血而治血，因其性而为用也。"按：用虻虫之方，曰破积血，曰下血，曰蓄血，曰有久瘀血，曰有瘀血，曰妇人经水不利下，曰为有血，曰当下血，曰瘀热在里，曰如狂，曰喜忘，是皆为血证谛也，然不谓一身瘀血也。但少腹有瘀血者，此物能下之，故少腹硬满，或曰少腹满，不问有瘀血否，是所以为其证也。

品 考

虻虫，夏月多飞食人及牛马之血，小者如蜜蜂，大者如小蜩，形似蝇，大目露出，腹凹扁，微黄绿色。或云：水蛭所化，间见之山中、原野群集，然则大者山蛭所化，而小者水蛭所化矣，俱用之。段成式曰：南方溪涧多水蛆，长寸余，色黑，夏末变为虻。杬按：水蛆，盖水蛭之误，"蛆""蛭"字相似。

阿 胶

主治诸血证，故兼治心烦、不得眠者。

考 征

芎劳当归胶艾汤证曰：妊娠下血。

白头翁加甘草阿胶汤证，不具。

大黄甘遂汤证曰：水与血俱结在血室。

上三方，阿胶各二两。

黄连阿胶汤证曰：心中烦，不得卧。

黄土汤证曰：下血、吐血、衄血。

上二方，阿胶各三两。

猪苓汤证曰：心烦，不得眠。

上一方，阿胶一两。

据此诸方，则阿胶主治诸血证，心烦、不得眠者，明矣。然心烦有数证，不得眠亦有数证，若无血证，则属他证也。故法无血证者，皆为脱误矣。

互考

芎劳当归胶艾汤证曰：妇人有漏下者（上一证），有半产后，因续下血都不绝者（上一证），有妊娠下血者（上一证），假令妊娠，腹中痛为胞阻（上一证）。按：此条，古来未得其解。余尝如此段落，分裁为四章，其义始明，其证亦可得治之。解曰：妇人有漏下、腹中痛、心烦、不得眠者，此方主之（上第一章）。妇人有半产后，下瘀血都不绝、腹中痛、心烦，或不得眠者，此方主之（上第二章）。妇人有妊娠下血、腹中痛、心烦、不得眠，或顿仆失跌，或胎动不安者，此方主之（上第三章）。妇人有妊娠腹中痛、漏胞、经水时时来、心烦、不得眠，或因房室所劳伤胎者，此方主之（上第四章）。以上诸证，皆妇人妊娠，或半产，或产后下血，而心烦、腹痛者，此方所宜治也。诸证当须有不得眠之候，然无血证，则非此方所宜也。

白头翁加甘草阿胶汤证，不具。但云"产后下利"，此方岂唯产后下利治之乎？凡本方证而下血、心烦、急迫、不得眠者，此方主之。由此观之，岂唯妇人乎？虽男之，亦有热利下重、大便血、心烦、急迫、不得眠者，则宜用此方。夫下重者，下利重多也，非后世所谓利病"肛门下坠、里急后重"之谓也。盖里急后重者，下利急迫重多也。古者，便为之后，故后重者，下重也；下重者，下利重多也，是此方所治也。

黄连阿胶汤证曰：心中烦，不得卧。盖此方治下利、腹痛、大便血、心中烦悸、不得眠者。夫黄芩之于下利，黄连之于心中烦悸，芍药之于腹中痛，主以治之。唯阿胶之于心烦、不得眠，亦不见血，则无所奏其效。然则此方治下利、腹痛、心中烦悸、不得眠而见血者，明矣。若不见血而施此方，岂其谓之得其治法乎？

大黄甘遂汤证曰：妇人少腹满如敦状，小便微难而不渴者，是乃此方所主也。《脉经》"敦状"作"敦敦状"，"敦"音"堆"，敦敦者，不移不动之谓也。若作"敦状"，则"敦"音"对"，器名。枬按：其此证谓之有血亦非也，谓之无血亦非也，然谓之小便微难，则谓之非血，亦非也。是所谓因法立略，因略取法，法略相熟，则虽未见其血，亦有此证，则施此方；施此方，则血自下；血自下，而后其证自瘥。故仲景曰："其血当下。"其此可谓之略而已。夫略也者，不熟其法，则不可得此者也。生后者，此为水与血俱结在血室也。此章盖后人所妄添也。生后，产后也。产后若有前证者，此为水与血俱结在血室。水、血本无二，血是指瘀血，血室谓其分位，义属想象臆度，今不取焉。夫水、血若有二，则仲景何其不谓"水与血当下"乎？今谓其"血当下"者，是水、血无二之谓也。医者其思诸。

猪苓汤证曰：脉浮，发热，渴欲饮水，小便不利者主之。又曰：少阴病，下利六七日，咳而呕渴，心烦，不得眠者主之。夫少阴病者，脉微细，但欲寐也。又曰：欲吐不吐，心烦，但欲寐，五六日，自利而渴者。是虽今见此少阴本证，若其人有血证，则心烦、不能眠也。故见其下血，而后施此方，则未尝有不瘥者。若不见其血下，则虽屡施此方，亦未尝见奏其功者。数试数验，不可不知矣。

辨　误

阿胶，后世有补血之说，然今读诸家本草，其所主治皆是在于治瘀血也。凡久年咳嗽、赤白痢下、下血、吐血、咯血、衄血、呕血，老人大便秘结，或小便淋沥及见血，妇人经水诸变、妊娠之病，无不属瘀血者。古方既然，后世诸方皆然宜矣。今医见之，谓之补血药。虽然，以余观之，谓之化血而可也。何以言之？则阿胶配之猪苓、泽泻、滑石，则泻瘀血于小便；配之大黄、甘遂，则下瘀血于大便；配之黄芩、黄连，则除瘀血，心中烦者；配之甘草、黄柏、秦皮、白头翁，则治瘀血，热利下重者；配之当归、芎䓖、地黄、芍药、艾叶，则止瘀血，腹中绞痛者；配之术、附子、黄土，则治瘀血，恶寒、小便不利者。由此观之，则岂谓之补血可乎？后世将见其枝叶，而不知其根本，医之所以误治者，不亦宜乎？

品　考

阿胶，以阿县所制者为名。今华舶来之物数品入药，当以黄透如琥珀色为上品，或光黑如瑿漆，不作皮臭者为良。若真物难得，则此邦皮胶黄透，夏月不湿软者，可权用。

粳　米

白虎汤、白虎加桂枝汤、白虎加人参汤。

上三方，粳米各六合。

附子粳米汤、竹叶石膏汤。

上二方，粳米各半升。

桃花汤。

上一方，粳米一升。

麦门冬汤。

上一方，粳米三合。

品　考

粳者，稻之不黏者，又名秔。罗愿曰："稻。一名稌，然有黏、不黏者，今人以黏为糯，不黏为秔。"

辨　误

明·李春懋曰："凡仲景方法，用米者，皆稻米。"

王叔和改"稻米"作"粳米",后世方家仿之,不知其是非。余曰:其是是非非,春懋所能知也。夫人未尝知所以仲景方法与病证相对,而何得分辨秫、粳二米之功乎哉?夫稻也者,秔、稬通称也,秫亦然。颜师古《刊误正俗》(《本草纲目》掌禹锡所引证):"《本草》稻米,即今糯米也,或通呼粳、糯为稻。"《礼记》曰:"稻,曰嘉蔬。"孔子曰:"食夫稻。"《周官》有稻人。郑玄曰:"以水泽之地,种谷也。"杶按:谷者,粳、糯并称焉。汉有稻田使者,是通指秔、稬而言。所以后人混称,不知稻即稬也。颜说非也,禹锡亦不知其非也。既谓通呼粳、糯为稻,并通指秔、稬而言,而又云后人混称,不知稻是即糯也。今依此二说,而谓汉以上无粳米,皆是臆度,不足取焉。李春懋亦未知此谬矣。王叔和改"稻米"作"粳米",此说未知出于何书,但《外台秘要·第五》温疟病方内,引《千金》论白虎加桂枝汤服度、煮法后曰:"《伤寒论》云:用粃粳米,不熟稻米是也。"今校之《千金》二方,无所见焉。古本有此说,亦不可知矣。我门常依仲景之方,而试粳米之功,奏其方之效,则今粳米即古粳米,不俟余辨矣。医者苟用之,不别粳、糯亦可也,殊不知粳、糯即是一稻米矣。又按:《肘后方》治卒腹痛,粳米煮饮之,是即附子粳米汤方内用粳米之意,葛洪盖取之乎。

考 征

《尔雅翼》引氾胜之①云："三月种秔稻，四月种秫稻。"稻，若《诗》《书》之文，自依所用而解之。如《论语》"食夫稻"，则稻是秔；《月令》"秫稻必齐"，则稻是稬；《周礼》"牛宜稌"，则稌是秔；《诗》"丰年多黍多稌，为酒为醴"，则稌是稬。又，"稻人职，掌稼下地，至泽草所生，则种之芒种"，是明稻有芒、有不芒者。今之粳则有芒，至糯则无，是得通称稌、稻之明验也。然《说文》所谓"沛国谓稻曰稬"，至郭氏《解雅》"稌稻"乃云："今沛国称稌。"不知《说文》亦岂谓此"稌"讹为"稬"邪？将与郭自异义也？杶按：许慎，东汉人；郭璞，西晋人。许岂有将与郭自异义之理乎？盖许慎之说，方言也；郭璞之说，稌亦稻之属也。近来古方家，或惑本草者流之说，而偏用今之糯米者，非也。

小 麦

甘草小麦大枣汤。

上一方，小麦一升。

---

① 氾胜之：当为"氾胜之"。氾胜之，氾水人（今山东曹县）人，西汉农学家。代表作品为《氾胜之书》。

大　麦

硝石矾石散。

上一方，用大麦粥汁服之。

枳实芍药散。

上一方，用麦粥汁服之。

以上皆用今大麦。

粉

甘草粉蜜汤。

上一方，粉一两。

品　考

粉，粱米粉也。《千金方·解百药毒篇》曰："解鸩毒及一切毒药不止，烦满方。"乃此甘草粉蜜汤也。粉，作"粱米粉"。毒药，盖"药毒"颠倒也。《金匮要略》依此。又，《千金翼方》作"药毒不止，解烦"。《外台秘要》"解诸药草中毒方"内，引《千金翼方》"疗药毒不止，解烦闷"。今本《千金翼方》，脱"闷"字。又，"粱米粉"作"白粱粉"。白粱，乃粱米白者也。又，有黄粱，故今作"白粱"者，所以别于黄粱也。二书又俱"毒药"作"药毒"。由是观之，"粉"是"粱米粉"，而"毒药"是"药毒"，明矣。《正字通》曰："凡物硐之如屑者，皆名粉。"粉为通称，非独米也，故粉有豆屑米粉，又有轻粉、胡粉、铅粉、白粉之名。则如此药方，亦不可单称"粉"矣，然则二书作"粱米粉"者为正。况复《金匮要略》，成于赵宋，固多脱误，盖脱"粱米"二字，明矣。《千金方》《翼方》《外台秘要》成于李唐，但有讹谬耳。今宜从三书，作"粱米粉"，试之，得有应验矣。

辨　误

凡粉，米粉也。《释名》曰："粉，分也，研米使分散也。夫米者，谓诸米。"《说文》："米，粟实也。"《尔雅翼》曰："古不以粟为谷之名，但米之有浮谷者皆称粟，然则米是粟实之称也。"《说文》："粉，傅面者也。"《韵会》云："古傅面，亦用米粉，又染之为红粉。"杶按：米者，九谷六米之米也。《周礼·地官》："舍人掌粟米之出入，注九谷六米者。"九谷之中，黍、稷、稻、粱、菰、大豆六者皆有米，麻与小豆、小麦三者无米，故云"九谷六米"。然则粉是六米粉，明矣，不必俟余辨。故宜呼稻米粉、黍米粉、稷米粉、粱米粉矣，无单称"粉"之义也。《尚书·益稷》"粉米"之"粉"，别有其义可考。或曰：甘草粉蜜汤之粉，胡粉也。李彬之说："胡粉有毒，能杀虫。"

《本草》曰："杀三虫。"陶弘景曰："疗尸虫。"陈藏器曰："杀虫而止痢也。"由此诸说，则非胡粉能治虫乎？然则，粉必胡粉，而似非米粉也。《事物记原》"轻粉"条曰："《实录》曰：'萧史与秦缪公练飞云丹，第一转与弄玉涂之，名曰粉，即轻粉也，此盖其始也。'（《实录》乃《三仪实录》也）是烧其水银者也。"又，"胡粉"条曰："《墨子》曰：'禹作粉。'张华《博物志》曰：'纣烧铅作粉，谓之胡粉。'《续事》：'始曰铅粉，即所造也。'"杶按：铅粉，盖"粉铅"之误。

上二说，虽出《实录》，盖诸家杂说，而非事实也。飞云丹之说，涉怪诞矣。或曰：粉，铅粉。或曰：粉，轻粉。虽然，古书单称"粉"者，多是米粉也。《益稷》曰："粉米，盖指其形状。"《周礼·人职》曰："粉餈。"况复从"米""分"声，则皆是指六米也。胡粉、轻粉，以其物似米粉，而得"粉"名矣。然则粉，非胡粉、轻粉，明矣。凡方书，曰胡粉，曰轻粉，曰粉铅，未尝见单呼"粉"者。今唯甘草粉蜜汤一方，《金匮》谓之"粉"与"蜜"，方名亦谓之"粉蜜汤"，故后世医者惑焉，或曰"胡粉"，或曰"轻粉"，或曰"稻米粉"。殊不知《千金方》及《翼方》《外台秘要》既谓之"粱米粉"，岂可不取征于三书乎？今略谓之"粉蜜汤"者，犹桂枝加桂汤之桂耶？

况复试之粱米粉，最有效矣。由是观之，《金匮》方内，脱"粱米"二字，明矣。天下医者惑，则其证不治，可叹乎哉！

赤小豆

瓜蒂散。

上一方，赤小豆一分。

赤小豆当归散。

上一方，赤小豆三升。

上二方之外，用赤小豆之方，皆非仲景之意，今不敢焉。

胶　饴

大建中汤、小建中汤、黄芪建中汤。

上三方，胶饴各一升。

主　治

胶饴之功，盖似甘草及蜜，故能缓诸急。

考　征

小建中汤证曰：腹中急痛。又曰：里急。又曰：妇人腹中痛。大建中汤证曰：上下痛而不可触近。黄芪建中汤证曰：里急。依此三方，则胶饴能治里急。

夫腹中急痛，腹中痛，岂非里急矣乎？余故曰：胶饴之功，与甘草及蜜相似矣。

酒

八味丸、土瓜根散、赤丸、天雄散。

上三方，各酒服之。

下瘀血汤。

上一方，酒煮之。

品　考

中华造酒与本邦造法不同，然试其功，又无所异矣。凡单呼"酒"者，皆用无灰清酒。

醇　酒

美清酒，同麻黄醇酒汤。

上一方，美清酒五升。

品　考

醇酒，乃"美清酒"，故云"以美清酒煮"。《汉书》师古注："醇酒不浇，谓厚酒也。"

按："厚酒"者，酒之美者也，故曰"美清酒"。

清　酒

当归芎劳胶艾汤。

上一方，水酒合煮。

品　考

李时珍引《饮膳标题》云："酒之清者曰酿。"《说文》："酿，酝也。"然则清酒，宜用平常所饮无灰清酒也。

法　醋

大猪胆汁导法。

上一方。

品　考

法醋，无所考，盖如法造酿之醋矣乎？成本无"法"字。

苦　酒

苦酒汤、黄芪芍药桂枝苦酒汤。

上二升，上方无升合，下方一升。

品　考

陶弘景曰："醋，亦谓之醯，以有苦味，俗呼苦酒。"由此说，则苦酒是俗称。苏恭曰："醋有数种，唯米醋二三年者入药。"杶按：此米者，是稻米。《释名》曰："苦酒，醇毒甚者，酢苦也。"本邦所造皆米醋，甚酽，今用之有功，其人必心烦不止。故黄芪芍药桂枝苦酒汤法曰："温服一升，当心烦，若心烦不止者，以苦酒阻故也。"阻者，盖"恶阻"之"阻"也，用之必有心烦不止者，是其阻也。

美酒醯

黄芪芍药桂枝苦酒汤法后曰："一方用美酒醯代苦酒。"然则美酒醯者，盖以美酒所造之醋矣。酢醋本谓之"醯"也，故《周礼》有"醯人"职，可考。

白　酒

栝楼薤白白酒汤。

上一方，白酒七升。

栝楼薤白半夏汤。

上一方，白酒一斗。

品　考

《周礼·酒正职辨》："四饮之物，三曰浆。"郑玄曰："浆，今之酨浆也。"陆德明《音义》："昨再反。"《疏》云："此浆亦是酒类，故字亦从'酉'省。"酨之言载，米汁相载，汉时名为酨浆。许慎《说文》"浆"字注云："浆，酢浆也。本作'糡'，从'水''将'，省声，今作'浆'。"又，"酨"字注云："酨，酢浆也。从'酉''酨'声。"《博雅》云："酨，浆也。"师古亦云："酨，浆也。"《礼记·内则》曰："浆水醷滥。"郑玄注"浆"字曰："酢酨。"按：或曰酨浆，或曰酢浆，或曰白酒，皆是酒正所造之浆也。《千金方》："白酒，作'白酨浆'，或作'白酨酒'。"《外台秘要》亦同，但指此方内白酒矣。夫谓之酒者，造酿之法大抵与酒同，又以酒正所掌，故谓之白酒，或谓之白酨酒。盖白酒者，白酨酒略称矣。李时珍《本草纲目·地水类》载浆水，《释名》谓之酸浆，《兵部手集》谓之酸浆，《水产宝》亦同。时珍今不载白酒、酨浆、白酨酒、白酨浆者，盖属脱误矣。但薤白附方，引仲景栝楼薤白白酒汤，又引《千金方》栝楼汤（即仲景栝楼薤白半夏汤，白酒，作白酨浆），虽有白酒、白酨浆之名，然本部不载之者，彼人未得知仲景用白酒之意也。彼是一草医，但好《本草》家之言者也，不足深责之。唯注"酨"字曰："酨，音

'在'，酸浆也。"是知截之为酸浆，而不知浆水之为
白酒也。杶按：白酒，乃《大观本草·玉石部》浆水
是也。《周礼·酒正职》"浆"，明矣。然则白截浆、
白截酒、白酒及截浆、浆截、酢浆、酸浆、截酒，皆
是浆之别名略称也。造法详出于陈嘉谟《本草蒙筌》，
时珍亦取嘉谟之法。虽然，其造法不悉具，疑有脱误
矣。近比问诸华客汪绳式曰："白酒即白截浆，原米之
浓汁，以一倍之汁，加三倍之水冲入，作为白酒矣。
造法：用糯米浸一宿，蒸熟，候温，以白色曲末拌入
缸内，用稻草护暖，三日后成浆，入水，即成酒，气
味甘苦，十月间作者，名曰十月白，尤佳也。"今按：
此造法，与我邦呼为甜酒者同法。或一夜而熟者，呼
鸡鸣甜酒；或二三日而成者，谓之醴酒也。造法大抵
相似。呜呼，鞑清奸商所言，不足信焉，今唯存以备
博物者一事云尔。

辨　误

仲景之方，始有白酒之名。晋唐以后，诸子方书
及诸家本草未尝有说白酒之功者，何矣？晋唐医人，
未知此物之功乎？诸家本草，何其略之乎？又可疑耳。
但李时珍《本草》所引《子母秘录》，有栝楼白酒治
乳痈之方。此外，又无所见焉。余尝谓仲景氏之方法
者，自王叔和撰次之后，历隋唐至宋明，而无有一人
全执之者，如何？则我今以其药物与病证知之。曰：

"何以知之乎？"曰："夫仲景尝用䗪虫，而诸家医书未尝见用其方者；仲景尝用白蔹酒，而诸家本草未尝论及此物；仲景尝治妇人脏躁，有甘草小麦大枣汤，而古今诸家未尝知其证之治法，则不能用此方；仲景尝治胸痹，有白蔹酒二汤，而天下医者未尝知胸痹证候，则不能用白蔹酒二方。然则两千年来，不能全执仲景方法也，我今于是乎知之。呜呼！吾党小子，幸依东洞翁之德，而得全执仲景方法，岂可不谓天之宠灵乎哉？夫白蔹酒之功之湮灭也久乎哉！诸家本草，唯载浆水于水部，而不知为造酿之物，故不载之造酿部，而载之地水部。《大观本草》又误载之玉石部，亦可笑哉。浆水与酒酢，实为造酿物矣。若其以地水造之而载之水部，则酒酢亦当载之水部。盖本草之谬，往往如此。

考 征

栝楼薤白白酒汤证曰：胸痹之病，喘息、咳唾、胸背痛、短气。栝楼薤白半夏汤证曰：胸痹，不得卧，心痛彻背。因此二方之证，则白酒能治胸背及心痛、烦闷。夫前方之证轻，而后方之证重，其义如何？则凡胸痹之为病，喘息、咳唾、胸背痛、短气是也。今其痛甚，而心痛彻背，则其证为重。故前方诸白酒七升，而后方为一斗，宜以此分别其轻重而已。

浆　水

矾石汤。

上一方，浆水煮之。

蜀漆散、半夏干姜散、赤小豆当归散。

上三方，浆水服之。

清浆水

枳实栀子豉汤。

上一方，以清浆水煮之。

品　考

浆水、清浆水二品，俱与白酒同物。清浆，盖取其清者。

辨　误

古今医人，不知白酒、白截浆、白截酒、浆水、清浆水皆为同物，遂无一人解其品物者，是不能手自使用仲景之方也，可胜叹乎！凡仲景之方，非仲景所自制之方也，盖撰用古人之成方，而取其纯粹者也。故如附子、乌头、天雄本是同根一物，而或曰附子汤，或曰乌头煎，或曰天雄散，是仲景取古人各各所称之方，以不改其名，而使用之者也。是以此一浆，而或

— 155 —

谓白酒，或谓浆水，或谓清浆水，如彼醯酢、苦酒亦然，皆因古人所称，而唯取其方治而已，无复异论。医者其思诸。

白　饮

牡蛎泽泻散、五苓散、半夏散。

上三方，皆白饮服之，其余皆云"饮服"。

品　考

白饮，盖白汤。或云：无所考。

辨　误

凡曰饮，曰白饮，盖一物矣。然此三方，但谓白饮服之者，必有所异乎？然《金匮要略》茵陈五苓散服法曰"先食饮方寸匕"者，盖"饮"字上脱"白"字，"饮"字下脱"和服"二字，《外台秘要》可考。若夫饮者，是"四饮""六饮"之"饮"，则《周礼》酒正，有清、医、浆、酏；膳夫职有六，清水、浆、醴、醇、医、酏，乃六饮也。而饮皆寒饮，故食医职曰饮。"齐眠冬时"注曰：饮宜寒。由此诸说，则单称饮者，及称白饮者，岂此四饮、六饮之谓矣乎？又，膳夫职食饮，注曰：食，饭也；饮，酒、浆也。则是又单称饮者，恐酒、浆二物之谓乎？虽然，如此散方，岂以酒、浆二物而互服之乎？又按：饮及白饮，疑俱是白酒之谓欤。又，谓之白汤，亦无所征焉，俟他日考订。

饮

葵子茯苓散、猪苓散、栝楼瞿麦丸、半夏麻黄丸、干姜人参半夏丸、排脓散、麻子仁丸、防己椒目葶苈大黄丸、桔梗白散、蒲灰散、滑石白鱼散、蜘蛛散、当归贝母苦参丸。

上十三方，皆谓饮服。《三国志·华陀传》曰："便饮麻沸散，须臾如醉死。"然则饮者，乃服散之义乎？又，汤水饮散之谓乎？考见上。

暖　水

五苓散服法，暖水，盖温暖之汤矣。

辨　误

五苓散服法曰："白饮服之。"或云：白饮是白汤，白汤是热汤，热汤是暖水。若其说是，则何谓服以白汤，助以暖水乎？按：白汤是热汤之谓，而暖水是温暖之汤矣，殊不知一汤而分以二名乎哉？

沸 汤

文蛤散。

上一方，以沸汤服之。

麻沸汤

大黄黄连泻心汤、附子泻心汤。

上二方，以麻沸汤渍之。

品 考

沸汤、麻沸汤，并是热汤，出于《本草纲目》。

鸡子白

苦酒汤。

上一方。

鸡子黄

排脓散、黄连阿胶汤。

上二方。

鸡屎白

鸡屎白散。

上一方。

马通汁

柏叶汤。

上一方。

品　考

《大观本草》云："屎名马通。"

按：屎，即白马屎。绞取其汁，故曰马通汁。

猪　膏

猪膏发煎。

上一方。

猪　脂

雄黄葶苈方。

上一方。

品　考

猪膏、猪脂，本是一物。《说文》曰："戴角者脂，无角者膏。"是但注其字耳。《内则》曰："脂用葱，膏用薤。"郑玄曰："脂，肥凝者。"释者曰：膏，则猪脂。猪膏者，宜以凝释分之。

猪　肤

猪肤汤。

上一方。

品　考

《礼运》曰："肤革充盈。"《疏》云："肤是革外之薄皮，革是肤内之厚皮。"然则猪肤者，猪之外肤也。

猪　胆

大猪胆汁导法、白通加猪胆汁汤、四逆加猪胆汁汤。

上三方。

品　考

仲景之用猪胆唯三方，皆用其汁，是乃生猪胆汁也，非以干者为汁用之。本邦不蓄猪，无所得其生猪胆矣，庶以干猪胆为汁用之亦可乎？

獭　肝

獭肝散。

上一方。

品　考

獭，乃水獭。

羊　胆

四逆加猪胆汁汤。

上一方，方后云："如无猪胆，以羊胆代之。"

羊　肉

当归生姜羊肉汤。

上一方。

蜘　蛛

蜘蛛散。

上一方。

品　考

罗愿曰："蜘蛛布网于檐四隅，状如罾，自处其中，飞虫有触网者，辄以足顿网，使不得解。乃此物也。"其余不入药。

蛴　螬

大䗪虫丸。

上一方。

品　考

邢昺曰："在粪上者，名蛴螬。"陈藏器曰："蛴螬，身短足长，背有毛节，入秋化为蝉是。"

白　鱼

滑石白鱼散。

上一方。

品　考

东洞翁曰："白鱼，即白鲤鱼。"李时珍引刘干曰："白鱼生江湖中，色白，头昂，大者长六七尺。"

按：《史记·周纪》"白鱼跃入王舟"者，即此物。

互　考

《大观本草》云："白鱼，甘，平，无毒。主去水气。大者六七尺，色白，头昂，生江湖中是，乃《开宝本草》宋马志之说也。然白鱼之名，出于周纪，由来久矣。《广韵》"鲚"字注云："鲚，居天切。"《集韵》："举天切，音矫，白鱼别名。"李时珍云："白鱼，《释名》鲚鱼，音乔。"白，亦作鲌。白者，色也；鲚者，头尾向上也。鲌，《唐韵》旁陌切，音白。《博雅》："鲌，鲚也。"字书皆以为"鲚"。《说苑》"宓子贱阳桥鱼"之"桥"，《说苑》及《尔雅翼》等皆作"桥梁"之"桥"，字书何以改"桥"为"鲚"，从"鱼"乎？阳桥，本鲁地名。"桥""鲚"，竺音乔，夫以所生阳桥之水之鱼名鲚乎？未知何是。《说文》《韵会》俱无"鲚"字。《玉篇》鲚，奇兆切，白鱼也。字书盖由《玉篇》以为阳桥鱼之鲚乎？若由《说苑》阳昼之言，则此白鱼者，其为鱼薄而不美者欤？由此观之，白鱼之名，本出于周纪。跃入于王舟者，岂指衣书中白鱼乎？李时珍曰："形窄，腹扁，鳞细，头尾俱向上，肉中有细刺。武王白鱼入舟，即此。"我肥藩江河中有此物，其形大抵似鲤，曰白鲤鱼，其味薄而不甚美，能利不愈肿，用之有效，渔人取而弃之，又非鲤类，疑此物真白鱼矣乎？俟后日试效。

衣中白鱼

《尔雅·释虫》："蟫，白鱼。"郭璞注："今衣书中虫，一名蛃鱼。"《别录》及《图经》《千金翼方》亦同。《千金方》《外台秘要》或曰衣中白鱼，或曰书中白鱼，又单称白鱼。虽然，《本经》未尝以白鱼为本名，则古方所谓白鱼者，是必鱼部白鱼，而非衣书中白鱼矣。况又虫而得鱼名者，以其形稍似鱼，其尾又分二岐，故得蟫及蛃鱼、壁鱼、蠹鱼之名。虽然，但不可单以白鱼为本称也。后之用引者，能治小便不利，则益以衣中白鱼为古方白鱼矣。滑石鱼散证曰：小便不利。此方本载《金匮要略》"小便利淋篇"内则，盖淋家小便不利者主之。《本草》："衣鱼，主治小便不利。"《别录》疗淋，附方又载此方，主治小便不通。然则诸家皆以衣鱼为白鱼，明矣。虽然，此方内白鱼，未可知衣中白鱼否？并存此二物，以俟后之考订试效。

辨　误

凡药方内，有不以本名称，而以异名呼之者，不欲使人知其物也，是皆后世医家之陋也。独仲景之方，无以异名称之者，如彼乌头、附子、天雄，则以其年数形状称之；如彼芒硝、硝石、朴硝，则以其制之精粗、功之缓急取之；如彼白截酒、浆水，则以诸家所称之名呼之，或以诸家所传之方录之，盖无异义。按：仲景撰用诸家之方，未尝变其方名，依其所称而取之耳。然则如此白鱼散，当须依其本名矣。由是观之，白鱼者，盖非衣中白鱼，明矣。明者其审诸。

文　蛤

文蛤汤、文蛤散。

上二方，文蛤各五合。

考　征

文蛤汤证曰：渴欲得水，而贪饮者。文蛤散证曰：意欲饮水，反不渴者。又曰：渴欲饮水不止者。据此二方证，则文蛤者，不问渴、不渴，能治意欲饮水者。

品　考

《唐本草》注曰："文蛤，大者圆三寸，小者圆五六分，非海蛤之类也。"枙按："圆"字疑"围"字之误矣。蜀本《图经》云："背上斑纹者，三月中旬采。"陈藏器曰："文蛤，未烂时，壳犹有纹者。"枙又按：蛤蜊之小而有紫斑者是也。

雄　黄

雄黄熏方、疳虫蚀齿方。

上二方。

品　考

凡雄黄者，以鸡冠色莹英者为上品，诸家本草
可考。

矾　石

矾石丸、硝石矾石散、矾石汤。

上三方。

品　考

矾石，白而莹净明亮者为上品。一种自然生者，
如柳絮，名柳絮矾，为最上品。我藩阿苏山垂玉温泉，
多产此物。

戎　盐

茯苓戎盐汤。

上一方。

品　考

戎盐，即青盐，说详于诸家本草，可考。

辨　误

李时珍《本草》附方引此方，曰："小便不通，戎

盐汤，用戎盐弹丸大一枚、茯苓半斤、白术二两，水煎服之。仲景《金匮》方，云云。"按：《金匮要略》作"小便不利"。夫不利与不通，其证不同。不利者，虽少少利之，亦不快利之谓也；不通者，决不通利之谓也。即小便闭是也。故仲景于此方，谓之不利，而不谓之不通也。今考其病证，有所不同者，又"戎盐汤"上脱"茯苓"二字，唯分两不异而已。至谓水煎服之，则略其煮法，何其疏漏乎？又云：仲景《金匮》方。夫时珍之取仲景之方，往往如此，或云张仲景《金匮要略》，或云《金匮玉函方》，引其书名亦不一定，录其煮法亦多略之。至如略引其书，则无害于治，今略其煮法、服度，则恒医苟取其法以施之病人，岂唯不无益其病，而大害于其治矣。时珍之作《本草》也，其疏漏亦往往如此。况至于品目，其庶物亦自有阙略失其真者，天下医人，何其心醉彼人矣乎？

云　母

蜀漆散。
上一方。

禹余粮

赤石脂禹余粮汤。

上一方。

辨　误

宋版《伤寒论》，赤石脂禹余粮汤方曰："太一禹余粮。"此方宜用禹余粮也。"太一"二字，后人妄添，说详于诸家本草。

代赭石

旋覆花代赭石汤。

上一方。

品　考

赭石，本出于代州者为上品，故得代赭石名，犹蜀椒、川芎。若得赤绛青色，如鸡冠有泽者，宜供治材，不必代州之物矣。

真　朱

赤丸。

上一方，此方内真朱为色，故得赤丸之名。

品　考

真朱者，即丹砂。丹砂，即朱砂也。陶弘景曰："作末名真朱，即今辰砂也。"凡以辰州物为良，故得辰砂之名，犹代赭石矣。

辨　误

和医多不分朱砂与银朱，并呼为辰砂，往往用之大误病人。银朱本出于水银，最有毒，可不辨乎哉？

黄　丹

柴胡加龙骨牡蛎汤。

上一方。

品　考

黄丹，即铅丹。

白　粉

蛇床子散、猪肤汤。

上二方。

品　考

白粉，即铅粉，今胡粉也。《释名》曰："胡粉。胡，糊也。脂和以涂面。"《本草》"粉锡"条可考。

黄　土

黄土汤。

上一方。

品　考

黄土，即灶中黄土。

苦　参

当归贝母苦参丸、三物黄芩汤。

上二方。

狼　牙

狼牙汤、乌头赤石脂丸。

上二方。

品　考

狼牙，即《本草·草部》狼牙草。

辨　误

后世以狼兽之牙充之者，非也。岂有以狼兽牙汁沥阴中之疮之理乎？

蒲　灰

蒲灰散。

上一方。

品　考

蒲灰，诸家本草无所见焉，是盖香蒲草机上织成者，《别录》方家烧用是也。李时珍《本草》蒲席附方载此方。

苇　茎

苇茎汤。

上一方。

品　考

苇茎，乃芦苇之茎去叶者也。《外台秘要》作"锉苇"。又，引仲景《伤寒论》云："苇叶切，一升。"然则茎、叶俱用之。

知　母

白虎汤、白虎加人参汤、白虎加桂枝汤、酸枣汤。

上四方。

主治烦热。

考　征

白虎汤证曰：表有热。又曰：里有热。白虎加人参汤证曰：大烦渴。又曰：表里俱热，舌上干燥而烦。又曰：发热。又曰：身热而渴。酸枣汤证曰：虚烦。今由此诸证，则知母能治烦热。

麦门冬

麦门冬汤、竹叶石膏汤。
上二方。

蛇床子

蛇床子散。
上一方。

麻子仁

麻子仁丸。
上一方。

品　考

麻子仁，疑非今大麻、火麻之类，别有考，不赘于此。

土瓜根

土瓜根散、土瓜根导法。

上二方。

辨　误

土瓜根散，《脉经》作"王瓜根散"。本草或云
"土瓜"，或云"王瓜"。《礼记·月令》作"王瓜生"。
《吕氏春秋》作"王善"。《淮南子》亦作"王瓜"。则
"土"字盖"王"字之讹也，宜呼王瓜根散。

品　考

王瓜，其壳径寸，长二寸许，上圆下尖，秋冬间
熟，红赤色，子如螳螂头者是也。

干苏叶

半夏厚朴汤。

上一方。

葱　白

白通汤、白通加猪胆汁汤。

上二方。

败　酱

薏苡附子败酱散。

上一方。

品　考

败酱，后世或白花者为真物。然今以黄花者试之有效，故我门不取白花者。

瓜　子

大黄牡丹汤。

上一方。

品　考

瓜子，用甜瓜子仁，今或权用冬瓜子。

瓜　瓣

苇茎汤。

上一方。

品　考

瓜瓣，乃瓜瓤。《说文》："瓣，瓜中实也。"

莞　花

小青龙汤。
加减法内有莞花，本方无所用之。

瞿　麦

栝楼瞿麦丸。
上一方。

薯　蓣

八味丸、栝楼瞿麦丸。
上二方。

商　陆

牡蛎泽泻散。
上一方。

海　藻

同上。

上一方。

葵　子

葵子茯苓散。

上一方。

品　考

凡方称葵子者，即冬葵子。

干　漆

大䗪虫丸。

上一方。

皂　荚

桂枝去芍药加皂荚汤、皂荚丸。

上二方。

蜀　椒

大建中汤、乌梅丸。
上二方。

椒　目

防己椒目葶苈大黄丸。
上一方。

乌　梅

乌梅丸。
上一方。

秦　皮

白头翁汤、白头翁加甘草阿胶汤。
上二方。

柏　皮

白头翁汤、白头翁加甘草阿胶汤、栀子柏皮汤。
上三方。

山茱萸

八味丸。
上一方。

柏　叶

柏叶汤。
上一方。

品　考

凡药方内称柏叶者，皆用今侧柏叶。

竹　叶

竹叶石膏汤。
上一方。

品　考

凡方内称竹叶者，用淡竹叶也。诸竹亦可补其阙。

竹　茹

橘皮竹茹汤。

上一方。

品　考

凡方内称竹茹者，用淡竹之茹。若无，则诸竹亦可权用。

乱　发

猪膏发煎、滑石白鱼散。

上二方。

人　尿

白通加猪胆汁汤。

上一方。

以上各品，仲景方剂俱使用之，故无所取其征者。如彼粳米之于白虎汤、附子粳米汤、竹叶石膏汤、麦门冬汤七证也，小麦之于甘草小麦大枣汤证也，赤小豆之于瓜蒂散证也，胶饴之于大、小建中汤二证也，鸡子白之于苦酒汤证也，矾石之于矾石丸、硝石矾石散、矾石汤三证也，土瓜根之于土瓜根散证也，干苏叶之于半夏厚朴汤证也，瓜子、瓜瓣之于大黄牡丹皮汤、苇茎汤二证也，皂荚之于皂荚丸、桂枝去芍药加皂荚汤二证也，蜀椒之于大建中汤证也，秦皮、白头翁、柏皮之于白头翁汤二方证也，山茱萸、薯蓣之于八味丸证也，是所以其日用试效者也。虽然，皆在于成方妙用如何而已，不必在于取一味，一味之功则又无所以取其征者。故东洞翁于此七十余品，盖阙如。但粳米之于方也，凡七首，此物之于民食也，其美与锦比焉，其功亦所以最大者，故又治其疾病亦多其功。而本草不载此物者何矣？唯陶弘景《别录》始载粳米治病之功，曰："益气、止烦、止渴、止泄。"不过此四功也。盖仲景之用粳米也，白虎汤三方证，曰大烦渴，或曰舌上干燥而烦，欲饮水数升，或曰口燥渴，或曰渴欲饮水，口干舌燥，或曰热，骨节疼烦；竹叶石膏汤证曰逆欲吐；麦门冬汤证曰大逆上气。大逆者，上逆也，上逆则必烦渴，烦渴则舌上必干燥，是粳米有止烦、止渴之功也。桃花汤证曰下利，又曰下利不止，附子粳米汤又能治腹痛下利，是粳米有止泄之功也。故陶弘景尝见此数方之证，以为粳米止烦、止渴、止泄也。益气者，是其家言，非疾医之事矣。近世称古方家者，以为民生常食之物，安能治彼病毒矣乎？
是未知粳米之功，取征于此七方也。夫粳米若作谷食，
则实为氓民生命，作之药物，则又足以为治病大材。
犹生姜、大枣作之菜果，则足以养性；作之药物，则
大有力于治病毒也。虽然，仲景之用粳米也，有其主
治，未可悉知者，唯存而不论亦可也。《肘后方》有粳
米一味治卒腹痛之方。由此观之，又附子粳米汤之治
腹中雷鸣切痛，桃花汤之治下利腹痛，亦似偏取粳米
之功矣，犹小麦之治急也。如彼白酨酒，则中华人家
常所造酿者也，经日易损，故不能久藏蓄之。我邦饮
物，未尝用白酨酒矣，故无敢造酿者。假令医家虽欲
常藏蓄之，未能每每造酿之，则岂得备于不虞矣乎？
苟亦每每造酿之，不堪其费之多也，故若遇胸痹之病，
则白酨酒其何所取之？是我古方家之所叹也！呜呼！
皇和与中华土宜之所然也，我其无如之何而已。此外，
若有往往试之者，俟他日之论定考征云尔。

　　　　　　　安永戊戌初夏十二日

附言十七则

一、仲景之方之有征也，药亦有征。东洞先师尝有《药征》之举，大行于海内，始开天下古今之人之眼目，非如后世诸家本草之书之墨墨也。呜呼！天下古今，何其诸家本草之书之墨墨也，是实耳听之而目不视之者之言也。墨墨亦宜乎哉？故其书之伙也，虽汗牛充栋，亦何征之有？是其所以为墨墨也。

二、古者，本草之书之出也，阴阳服饵之言也。陶弘景羽之镞之，深入天下古今之医之肺腑，陶实为之嚆矢矣。夫晋唐以降之为医也，盖以二家之言，别立医之方法者也。故其为方法也，不为服饵家，则之阴阳家，又何医治之有？仲景之方法，于是乎亡，又何征之为？呜呼！药之有征也，两千年来，始有先师之举。呜呼！天下古今，另有其人乎？

三、晋唐以降之方之存也，有若《肘后方》，有若《千金方》，有若《外台秘要》，其方垂数千，今欲取之而征之于其法，无一可征之于其法之方。何其无一可征之于其法之方耶？无药之可征之于其证之方也。

无药之可征之于其证之方，则无方之可对之于其证之法也。方之不对于其证也，病何以治哉？苟施其方而谓之治者，非偶中，则病自愈之时，与毒自静之时也。医人其着眼于此，则疾医之道，明明察察。

四、王叔和尝撰次仲景之书云："未知其是否。"盖所谓撰也者，撰择仲景之方法于己之臆度者也；所谓次也者，相次自家之方法，于仲景之书者也。是《伤寒杂病论》之所以掺入附会也，隋唐之医之所以不能辨别分析焉也。葛洪之作《肘后方》也，孙思邈之著《千金方》也，王焘之辑《外台秘要》也，皆不知取之于仲景氏，而取之于叔和氏。《伤寒杂病论》之不显也，职是之由。天下之为医者，知视仲景氏之方法于三子者之书，而未尝能知视仲景氏之真面目于《伤寒杂病论》尚乎哉！至赵宋之时，藏一本于御府，天下之为医者，未尝能知有仲景氏之方法矣，故未尝能知仲景氏之为何等者。当此时天下之为医者，知仲景氏之言之一二有存焉，而未尝能知仲景氏之方法之全然有存焉，又未尝能知仲景氏之医之为古之疾医之遗矣。又当此时，天下之为医者，另立医道于己之臆度，是汗牛充栋之书之所以起也。呜呼！当仲景氏之书之不显之时，而另立医道云者，则不得不取之于己之臆度矣。至开宝、治平之际，而仲景氏之书之再出也，摹印雕版，颁行天下，于是天下之为医者，虽知有仲景氏之方法，视仲景氏之书，亦犹己之臆度之医道矣。我今于林之校正、成之注解乎见之，于是仲景氏之方法之与赵宋氏之医道者混淆焉，泾渭不分，淄渑不辨，遂至今之医流矣。

五、圣人既没，大道乖矣。七十子已死，大道裂矣。当春秋战国之际，圣人之大道与天下国家，共分崩离析矣，岂得不命与数矣乎？呜呼！圣人之大道犹且然，况于小道医之为术乎？世之无圣人也久矣，我无所取于正矣。呜呼！我不能取正于圣人之道，则我其不可不取征于圣人之言？苟不取征于圣人之言，则言皆不得不取之于己之臆度事亦然，于是乎圣人之道将坠于地矣。医之为道亦然，苟不取征于仲景氏之言，则言皆不得不取之于己之臆度事亦然。夫言也者，法也；事也者，方也。《素问》《九灵》之说，医也，理也。本草之说，治也，妄也。妄之与理，君子不依，故彼书之说医也，其谓之存炎黄氏之遗于十之一二则可也，谓之炎黄氏之道则惑也。故如彼书，又无有方法之可言，则后世之有方法也，苟不取之于妄之与惑，则不得不取之于己之臆度矣。仲景氏殁后，天下古今之为医者，滔滔皆是，所谓晋后之医者，伪统乎哉！故先师独取征于仲景氏之方法，以开两千年来眼目者也。呜呼！《药征》之为书，不亦伟乎？

六、先师者，非文儒之徒也，故其著书也，不为修辞，不为文章，其意唯在于辨古人之妄，释今人之惑而已，故言皆系于事实。先师尝谓参互而考之、次之，以古今误其药功者，引古训而辨之。是以先师之为《药征》也，仲景之方，取征于仲景之法；仲景之法，取征于仲景之药；方、法之与药，无一所违戾者。余故曰：言皆系于事实，何其修辞文章之为？世医之诋斥先师也，以文章修辞者抑末。今余之于此编亦然。余也性实拙于文辞，取笑于大方，亦所不辞也。

七、余之为医也，陋且拙也，岂足奉东洞先师之教，以修仲景氏之术乎？虽然，余也从事斯方三十有余年于兹矣。余之为医也陋且拙，亦岂无所不熟十之一二乎哉？余也自尝修仲景氏之术，不加减于方，不出入于药，唯随其证而治之耳。呜呼！余之为医也，陋且拙，亦岂无所不愈十之一二乎哉？如余但奉先师之教，以建方之极，取药之征者也，故今所征于此之药者，是皆所征于日用之病者也。夫今之为医者不然，不自惮之甚，妄意加减于方，出入于药，宁知方法之有规则乎哉？是余之所畏也。

八、东洞先师常用所征本编之药，凡五十有三品，余亦于此品而所以征之，得其征者也，无复异论矣。先师之言，至矣，尽矣，吾岂有所容喙哉？今此编所载十品，附录七十有八品。十品者，常用之物，而本编所不载也，是乃余之常用所征，而所得其功效者也，是所以私窃补先师之遗也。又未尝取之于己之臆度，而所以征之于日用之事实，试之于日用之证候者也。呜呼！如此数品，先师岂有所不征乎？盖未终之而殁者也。噫，可惜乎哉！余之补之，有所大惮于先师者，世之君子其谓之何哉？虽然，余也其不言之，孰又言之？余也死矣，此言已矣。呜呼！余之补之，唯不免狗尾貂续之诮是惧。

九、续编十品，先师日用所施之物也，本编不载其功之与征者，何也？是前所谓盖未终之而殁者也。唯蜀漆之助牡蛎、龙骨而治动之剧也，蜜之缓诸病之急而助诸药之毒也，是余之所常试，而古今医人所未尝言及者也。余之执斯方三十年之尚矣，岂无一二之所得矣乎？明者其试诸。

十、䗪之为虫，我邦未产此物。二十年前，余再游于先师之门，先师出一头示余。余又得一二于直海元周之所，余遂赠之先师，先师喜而藏之，然则先师未尝得试䗪虫之功效矣。尔后，余多得之。于是，余先试之内人之病而有效焉，后又试之于他人之病而有效焉。此时，先师既殁。噫！我邦试䗪虫之功者，余于先师之门，为之先登，故今著之。

十一、粉之为物，赵宋以来，未尝得其的实之品，故医者误治甘草粉蜜汤证者不为不少。余今订之诸书，而始得其真物，又始得治其证矣。

十二、白蔹酒之治胸痹之病也，唐宋以后诸书所不载也。余又订之，而得其造酿之法矣。胸痹之病，其自此有治乎哉。

十三、先师尝谓余曰："吾自唱古疾医之道，数十年于今矣。游我门之士，不下数百人。虽然有传方之人，而无传道之人也，吾子其勉旃。"余自辞先师二十年于兹矣。余尝知受业于东洞之塾者亦不下数十人，余又见其人，无一人不口先师之医者，然未尝闻有得先师本旨者。若有其人，亦或有专长于下剂者；或有纯执家塾方者；或有二三执仲景之方，七八取唐宋之方者；或有取己之臆，负东洞之教者；或有学无其力，业无其术，称古今并执者；其次者，或有一端，称奉东洞之教，终行后世之方者；或有谓东洞之教，偏于古而不知今者；或有谓东洞之术，便于痼疾，而不宜于平病者。如此抑末，不足以挂于齿牙矣。夫以我藩推之海内，皆是矣乎！以余之所见，推之余之所未见，亦然矣乎！是余之所长太息也。要之，是皆虽曰奉东洞之教，亦不能实读仲景之书者也，可胜叹哉！呜呼！仲景之方法者，执之，知之，则不能不为之。不能不为之者，知之者也。不能为之者，不知之者也。先师殁后，仲景氏之方法熄矣，是余之所以勤勉劳劬者也。

十四、仲景之书者，古之疾医之遗也，天下古今知之者鲜矣。其不知之故，人人有异说，或有以《素》

《灵》解仲景之书者，或有以晋唐医学说仲景之书者，近世或有以名与数解仲景之书者，或有取己之臆辨仲景之书者，要之，是又不知仲景真面目者也。苟欲知仲景真面目，请在达于仲景方法，而后施之于今日日用事实而已矣。

十五、余尝为门徒讲《伤寒论》，听者百余人。余之讲《伤寒论》也，一一取征于仲景之规则，一一取征于仲景之方，一一取征于仲景之法，一一取征于六经史子，一一取征于两汉以上之书，一一取征于某书某篇某人某言，以示其事实。余于是谓门徒曰：仲景氏方法者，古之疾医之遗也。苟不经圣人制作之手，安能有此方法乎哉？故其道也正，其方也正，其法也正，其术也正，无所不正者。其不正者有之，此为后人掺入。今之为医者不然，不知执仲景氏之方法之正，不知学仲景氏之治术之正，此反正之徒也。今其取反正之方法治术，以奉此于君之与亲者，不忠之臣也，不孝之子也。噫！己不啻不忠不孝，而使人之臣子不忠不孝者，其谓之何哉？医者其思诸。

十六、先师之作《药征》也，改稿凡七，余尝得宝历之本是也。二十年前，赍游于京师，因请正于先师，先师谓余曰："此本实属草稿，为门人所窃去者也，正本今在于纪州。虽然，是亦余之所草也，吾子宜见大体，岂在于文字章句之间乎哉？"携而西归，后又得安永之本，修夫氏定正之本也。余又另有定本，以余之所闻于先师订之。天明五年乙巳之夏，京师有上木之役，余之定本不敢出之。

十七、续编及附录，定正，考索，十易裘葛，安永戊戌初夏始脱其稿。虽不能得先师订正，亦因剖劂氏之请，遂谋上梓之事，刻成其后也悔矣。

天明七年丁未初冬十二日

邨井椓大年识

图书在版编目（CIP）数据

药征；药征续编／刘星主编 . —太原：山西科学技术出
版社，2023.4

ISBN 978 – 7 – 5377 – 6229 – 8

Ⅰ . ①药… Ⅱ . ①刘… Ⅲ . ①本草—汇编—日本 Ⅳ . ①R281. 3

中国版本图书馆 CIP 数据核字（2022）第 215810 号

药征　药征续编

出　版　人	阎文凯	
主　　　编	刘　星	
著　　　者	东洞吉益　村井杶	
责 任 编 辑	张延河	
封 面 设 计	吕雁军	

出 版 发 行　山西出版传媒集团·山西科学技术出版社
　　　　　　　地址　太原市建设南路 21 号　邮编　030012
编辑部电话　0351 – 4922135
发 行 电 话　0351 – 4922121
经　　　销　各地新华书店
印　　　刷　山西人民印刷有限责任公司

开　　　本　890mm×1240mm　　　1/32
印　　　张　6.5
字　　　数　118 千字
版　　　次　2023 年 4 月第 1 版
印　　　次　2023 年 4 月山西第 1 次印刷

书　　　号　ISBN 978 – 7 – 5377 – 6229 – 8
定　　　价　38.00 元